内分泌代谢性疾病的诊治和管理

neifenmi daixiexing jibing de zhenzhi he guanli

主编 任建功

甘肃科学技术出版社

（甘肃·兰州）

图书在版编目（CIP）数据

内分泌代谢性疾病的诊治和管理／任建功主编．－－
兰州：甘肃科学技术出版社，2017.12（2023.12重印）
ISBN 978-7-5424-2488-4

Ⅰ.①内… Ⅱ.①任… Ⅲ.①内分泌病－诊疗②代谢
病－诊疗 Ⅳ.①R58

中国版本图书馆CIP数据核字(2017)第311262号

内分泌代谢性疾病的诊治和管理

任建功　主编

责任编辑　杨丽丽　毕　伟
编　辑　贺彦龙
封面设计　汪　岩

出　版　甘肃科学技术出版社
社　址　兰州市城关区曹家巷1号　　730030
电　话　0931-2131575（编辑部）　0931-8773237（发行部）

发　行　甘肃科学技术出版社　　印　刷　三河市铭诚印务有限公司
开　本　710毫米×1020毫米　1/16　印　张　13.75　字　数　260千
版　次　2017年12月第1版
印　次　2023年12月第2次印刷
印　数　1001~2050
书　号　ISBN 978-7-5424-2488-4　　定　价　128.00元

前　言

随着社会经济的飞速发展、人民生活水平的不断提高、生活方式的逐渐改变以及健康意识逐渐增强,相关内分泌疾病的诊断和治疗受到越来越多的关注,尤其垂体相关疾病、甲状腺疾病、糖尿病、高尿酸血症和痛风、肥胖症、原发性骨质疏松症等已成为危及我国人民健康和增加经济负担的常见慢性病,给我国国民经济和社会、家庭造成了沉重的经济负担。然而内分泌相关疾病还存在着确诊率低、治疗率低和在接受治疗的人群中治疗达标率低的问题。所谓治疗达标率低,指的是许多患者尽管接受了相关治疗,但是依存性差。

国内外的经验证明,内分泌相关疾病患者被及时确诊并得到科学合理的治疗,大多数患者能享受正常的人生,医疗费用可以大大节省,患者的生活质量可以得到保证。

本书是由兰州大学第二医院内分泌代谢2科任建功主任及其内分泌专业团队所编写,我们这些专科医生经常处在临床一线,十分了解内分泌疾病患者、基层医生、非内分泌专科医生等对内分泌相关疾病知识的需求。全书共分28章,涵盖了下丘脑综合征、垂体前叶功能减退症、生长激素缺乏性侏儒症、肢端肥大症、泌乳素瘤、尿崩症、抗利尿激素不适当分泌综合征、甲状腺功能亢进症、甲状腺功能减退症、亚急性甲状腺炎、慢性淋巴细胞性甲状腺炎、单纯性甲状腺肿、腺结节与肿瘤、原发性甲状旁腺功能亢进症、继发性甲状旁腺功能亢进症、原发性甲状旁腺功能减退症、皮质醇增多症、肾上腺皮质功能减退症、原发性醛固酮增多症、嗜铬细胞瘤、糖尿病、糖尿病酮症酸中毒、高渗性非酮症糖尿病昏迷、胰岛素瘤、高尿酸血症和痛风、肥胖症、原发性骨质疏松症等,对内分泌相关疾病的诊断和治疗,做了较为详细的解答。我们相信,了解和掌握这些知识,对于内分泌专科医生、非内分泌专科医生及其内分泌疾病患者均有着较大的好处。

若本书的出版能够对临床医生的诊疗起到一定的启发作用,也就达到了我们编写本书的初衷。

诚挚感谢阅读本书的所有读者。

我们也真诚欢迎我们的读者,针对本书存在的问题和不足,提出建议和意见,我们会在今后的工作中,认真采纳读者的意见,使我们的医疗服务工作做得更好。

目　录

第1章 下丘脑综合征

概　念

下丘脑综合征是一组以内分泌代谢障碍为主,并伴有自主神经系统症状和轻微神经、精神症状的综合征,因各种原因导致下丘脑受损所致。

病　因

一、先天性损害及遗传性因素

与性发育不全有关的疾病可引起本综合征,如家族性嗅神经-性发育不全综合征、性幼稚-色素性网膜炎-多指畸形综合征、主动脉瓣上狭窄综合征。此外,下丘脑激素缺乏性疾病,如下丘脑性甲状腺功能低下、下丘脑性性腺功能低下等均可导致下丘脑综合征。

二、肿瘤

引起本综合征的肿瘤很多,主要有颅咽管瘤、星形细胞瘤、漏斗瘤、垂体瘤(向鞍上生长)、异位松果体瘤、脑室膜瘤、神经节细胞瘤、浆细胞瘤、神经纤维瘤、髓母细胞瘤、白血病、转移性癌肿、外皮细胞瘤、血管瘤、恶性血管内皮细胞瘤、脉络丛囊肿、第三脑室囊肿、脂肪瘤、错构瘤、畸胎瘤、脑膜瘤等。

三、肉芽肿

见于结核瘤、结节病、网状内皮细胞增生症、慢性多发性黄色瘤、嗜酸性肉芽肿等。

四、感染和炎症

常见的有结核性或化脓性脑膜炎、脑脓肿、病毒性脑炎、流行性脑炎、脑脊髓膜炎、麻疹、水痘、狂犬病疫苗接种、组织胞浆菌病。坏死性漏斗–垂体炎也可引起下丘脑综合征,这种患者腺垂体功能减退症状及中枢性尿崩症都很明显。核磁共振(MRI)表现极似垂体肿瘤向蝶鞍上扩张,组织学检查显示有坏死、纤维化及慢性炎症改变,但无浸润、感染及新生物的证据。术后放疗及糖皮质类固醇治疗无效。坏死性漏斗–垂体炎需与淋巴细胞性垂体炎相鉴别:淋巴细胞性垂体炎无尿崩症;组织学检查无组织坏死,垂体柄受累的 MRI 或 CT 改变少见,几乎均发生于女性患者,而前者正好与此相反。因此,通过临床及影像学鉴别诊断并无困难。

五、退行性病变

下丘脑综合征可由各种退行性病变引起,如结节性硬化、脑软化、神经胶质增生等。

六、血管损害

主要见于脑动脉硬化、脑动脉瘤、脑溢血、脑栓塞、系统性红斑狼疮和其他原因引起的血管炎等。

七、物理因素

见于颅脑外伤、脑外科手术、脑或脑垂体区放射治疗。

八、脑代谢性疾病

可见于急性间歇发作性血卟啉病、二氧化碳麻醉等。另外,原发性脑脊液压力过低或脑脊液压力增高可伴发溢乳症。

分类与分型

由于下丘脑的功能较复杂,所以下丘脑疾病的临床表现多种多样,从不同的角度可以进行不同的分类。

一、按病因分类

按病因可分为:①炎症性下丘脑疾病;②颅脑外伤性下丘脑疾病;③脑肿瘤性下丘脑疾病;④脑血管损伤性下丘脑疾病;⑤垂体切除或垂体柄切断所致的下丘脑疾病;⑥放疗引起的下丘脑疾病。

二、按症状分类

按症状可分为:①神经–内分泌代谢型,如脑型肥胖综合征、脑型消瘦综合征等;②自主神经–血管型和自主神经–内脏型;③体温调节障碍型;④睡眠障碍型;⑤假神经衰弱和精神病型;⑥下丘脑癫痫型(间脑癫痫);⑦神经营养障碍型;⑧神经肌肉型。

临床表现

一、内分泌功能障碍

多种下丘脑释放激素缺乏引起全腺垂体功能减退,造成生长发育障碍(青春发育前),性腺、甲状腺和肾上腺皮质功能减退。GHRH分泌亢进者引起肢端肥大症或巨人症;减退者导致身材矮小;TRH分泌失常引起下丘脑性甲亢或下丘脑性甲减。PRL释放因子分泌过多发生溢乳症或溢乳-闭经综合征及性功能减退;PRL释放因子减少则引起PRL缺乏症,但极为罕见。CRH分泌失常引起肾上腺皮质增生型皮质醇增多症。GHRH分泌过多引起性早熟,减退者引起神经源性闭经,性欲减退,月经失调,闭经不育。男性亢进者性早熟,减退者肥胖、生殖无能、营养不良症、性功能减退、性发育不全和嗅觉丧失。AVP分泌过多者引起抗利尿激素分泌不适当综合征;减退者表现为尿崩症。

二、神经系统表现

下丘脑疾病发生神经系统症状是下丘脑非内分泌功能受损的表现。

1.嗜睡和失眠:下丘脑后部病变时,少数表现为失眠,大多数患者表现为嗜睡。嗜睡的类型有:

(1)发作性睡眠(narcolepsy),患者可随时睡眠发作,持续数分钟至数小时;

(2)深睡眠症(parsomnia),发作时可持续性睡眠数天至数周,睡眠发作期间常可喊醒吃饭、排便等,然后再度入睡;

(3)发作性嗜睡贪食征,患者于深睡眠醒后暴饮暴食,多肥胖。研究发现发作性嗜睡-贪食综合征除了与下丘脑功能失常有关外,可能还与情感紊乱有关,锂盐治疗至少对部分患者有效。

2.多食肥胖或顽固性厌食、消瘦:病变累及腹内侧核或结节部附近,患者因多食而肥胖,常伴生殖器发育不良(肥胖生殖无能症)。病变累及下丘脑外侧,腹外侧核时有厌食、体重下降、皮肤萎缩、毛发脱落、肌肉无力、怕冷、心动过缓、基础代谢率降低等。

3.发热和体温过低:可表现为低热、体温过低或高热。高热者热型弛张热或不规则热。高热时肢体冰冷,躯干温暖,有些患者甚至心率与呼吸可保持正常,一般退热药无效。

4.精神障碍:此为腹外核及视前区有病变的表现,主要有过度兴奋,哭笑无常,定向力障碍,幻觉及激怒等症。

5.其他:头痛较为常见,另外可有多汗或汗闭,手足发绀,括约肌功能障碍及下丘脑性癫痫。视交叉受损时可伴有视力减退、视野的缺损或偏盲。血压时高时低,瞳孔或散大、或缩小、或两侧不等大。下丘脑前方及下行至延髓中的植物神经纤维受损时,可引起胃及十二指肠消化性溃疡等表现。

检 查

一、实验室检查

1.下丘脑、垂体及其靶腺激素分泌异常及相应的生化异常。

2.下丘脑、垂体的储备能力试验异常,如TRH兴奋试验、GnRH兴奋试验等。

二、影像学检查

1.颅骨X线平片,颅咽管瘤、松果体瘤病人在中线位可发现钙化灶。

2.CT、MRI等检查对确定颅内病变性质及定位有重要价值。

三、其他检查

1.脑脊液常规及生化有助于区别炎症或肿瘤。

2.脑电图对寻找病因有参考价值。

3.脑血管造影必要时做,如肿瘤定位。

诊 断

一、初步诊断

1.诊断下丘脑综合征的前提是:已排除单一靶器官或垂体自身的病变以及全身性疾病后,才能考虑下丘脑综合症。

2.下丘脑疾病最常见的临床表现有:性功能紊乱、尿崩症、多食肥胖、精神失常,若有其中三项共存时,应高度怀疑此病。

3.内分泌功能及代谢障碍是下丘脑综合征的最主要表现,对诊断的意义也最大。当患者同时合并其他症状(如神经系统的表现、精神失常、头痛、发热)时,应高度怀疑此病。MRI和CT的蝶鞍薄分层片有时可显示病变的部位和性质。

二、病因诊断

1.以肿瘤居首位,其中最常见的为颅咽管瘤和异位松果体瘤;其次是外伤和先天性疾病;再次是炎症、肉芽肿和物理因素等。

2.当出现颅内压增高症状如头痛,且伴视力或视野异常,以及渐进性尿崩症和性功能紊乱者,应首先考虑肿瘤因素。MRI、CT有时帮助很大。

3.某些先天性病变可有连锁症状:如嗅觉消失、畸形、发育迟滞,可能是Kall-mann综合征。

4.有创伤、药物和放射因素的诊断,需靠详细询问病史。

三、损伤部位

患者的临床表现有时可反映下丘脑病变的部位,如视前区受损:自主神经功能障碍;下丘脑前部视前区受损:高热;下丘脑前部:摄食障碍;下丘脑前部及视上核、室旁核:尿崩症、特发性高钠血症;下丘脑后部受损:意识改变、嗜睡、低温、运动功能减退等。

对下丘脑综合征还应进行相应的病理诊断。

鉴别诊断

一、内分泌系统疾病

腺垂体功能低下、尿崩症、甲状腺、肾上腺、性腺功能低下等疾病均有其典型的临床和生化改变,可定位,而下丘脑综合征出现的内分泌代谢障碍多伴有多个系统的损害,不能用单一靶器官或单一垂体损害来解释。

二、神经衰弱综合征

可出现全身多个系统受损的表现,但查体、实验室检查及特殊检查往往无阳性发现。

三、与颅内肿瘤、炎症等原发病鉴别

上述疾病可出现相应的症状和体征,但如果在此基础上出现一系列内分泌代谢系统的改变或出现摄食、体温、睡眠障碍,难以用原发病解释,应考虑到下丘脑综合征的诊断。

治 疗

一、去除病因

1.停用引起下丘脑综合征的药物,如冬眠灵。

2.手术切除引起下丘脑综合征的肿瘤。若肿瘤过大不能根治又伴有颅内压增高者,可行减压手术缓解症状。

3.放疗适用于对放疗敏感的肿瘤,如生殖细胞瘤。

二、药物治疗

出现内分泌功能低下可行药物替代治疗,如甲减者可用甲状腺片,尿崩者可用长效尿崩停、弥凝等。

三、对症处理

1.泌乳者可用溴隐亭2.5～7.5mg/d。

2.颅内高压者可使用降颅压的药物,不能根治的肿瘤而伴有显著的颅内压增高者,可行减压术,以减轻症状。

3.体温过高者可予以物理或药物降温,过低者采取保暖措施等。

4.渴感受损的患者需注意量出为入,保持出入液量平衡。

第2章 垂体前叶功能减退症

概　述

任何原因引起的垂体前叶激素分泌不足所导致的一系列临床表现称为垂体前叶功能减退症,该病又分为原发性和继发性两类,前者是由于垂体分泌细胞破坏所致,后者是由于下丘脑病变导致垂体缺乏刺激所致,临床上以前者多见。最常见的病因为产后垂体缺血性坏死及垂体腺瘤。本病较多见于女性,系与产后出血所致垂体缺血性坏死有关。本病发生于成人(如在儿童期发病即为垂体性矮小症),发病年龄以21～40岁最为多见。

病因与发病机理

腺垂体功能减退症的病因有:①垂体病变,致腺垂体激素分泌减少;②下丘脑病变,使下丘脑各种腺垂体激素的释放激素或因子的分泌受到阻碍;③下丘脑–垂体之间的联系(垂体门脉系)中断,下丘脑的促腺垂体激素不能到达腺垂体。当下丘脑的促腺垂体激素的分泌减少或不能到达垂体时,腺垂体细胞因得不到兴奋而功能减退。

一、血管病变

产后垂体坏死是引起女性腺垂体功能减退症最常见的病因。分娩时发生大出血或其他并发症,特别容易造成垂体坏死,这与妊娠及分娩时垂体的变化有关。分娩后,垂体增生肥大的因素突然消失,于是垂体迅速复旧,腺垂体的血流量减少。

在此情况下,如果发生周围循环衰竭,腺垂体的血流量更低,就易于发生缺血性坏死。

产后垂体坏死的发病机理,目前尚有不同的认识,也可能有不同的原因。一种看法认为分娩时大出血、循环虚脱时,供应腺垂体及垂体柄的动脉发生痉挛而致闭塞。这些动脉除有少数分支直接供应垂体外,在垂体柄周围分成微血管,后者进入下丘脑的正中隆突和垂体柄,与该处的神经分泌纤维紧密相接,便于下丘脑神经激素释放入微血管内;这些微血管再汇合成垂体门脉系统,门脉系的血液供应腺垂体。在动脉发生严重痉挛而致闭塞后,垂体门脉系的血液供应中断,于是垂体发生缺血性坏死。动脉发生痉挛的原因,可能与休克时交感神经兴奋有关,有一部分病人曾用过麦角碱、神经垂体激素或其他收缩血管药物。另一种意见认为垂体坏死的发生与弥漫性血管内凝血(DIC)有关。子痫、胎盘早期剥离、羊水栓塞、感染性休克等都可引起弥漫性血管内凝血。垂体特别容易发生坏死,血循环不易恢复,与前述的分娩后垂体迅速复旧,血流量减少,以及腺垂体的血液供应主要依靠垂体门脉系而不是由动脉直接供血有关。

由于神经垂体的血液供应不是依靠垂体门脉系统,产后垂体坏死一般不累及后叶,不过也有少数病人同时累及神经垂体而并发尿崩症。除产后垂体缺血性坏死外,其他血管病变偶尔可为腺垂体功能减退症的病因,如糖尿病性血管退行性病变、海绵窦血栓形成、颞动脉炎、颈动脉瘤等。

二、垂体及下丘脑肿瘤

肿瘤为引起腺垂体功能减退症的重要病因,于成年人最常见者为垂体腺瘤,于儿童最常见者为颅咽管瘤。此外,其他下丘脑-垂体部位肿瘤也可引起本病。

三、感染

感染可通过不同方式使腺垂体受损,例如垂体脓肿可直接毁坏垂体,颅底脑膜炎可影响下丘脑激素下达腺垂体,脑炎可影响下丘脑神经激素的产生。严重的全身性感染,如伤寒也可引起本病。淋巴细胞性垂体炎罕见。可见于任何年龄的患者,以围分娩期较多见。此外,MRI显示的垂体肿瘤不典型,缺乏腺垂体功能减退表现或伴有自身免疫性疾病时,要注意排除垂体炎可能。

新生儿肝炎为先天性腺垂体功能减退的病因之一。先天性腺垂体功能减退症常伴有先天性畸形、视神经发育不全。主要表现为甲减、肾上腺皮质功能减退,经6周的替代治疗后,新生儿肝炎可逐渐恢复正常。在临床上,对久治不愈的新生儿肝炎患者要考虑腺垂体功能减退症可能。

四、颅脑创伤

严重颅脑创伤于部分病人可引起急性腺垂体大片梗死,由于垂体柄的折断或垂体门脉血管的中断,可同时并发尿崩症。这些病人大多有颅骨骨折,累及颅底或垂体窝。垂体坏死使预后更为严重。幸存者在遇到各种应激时,常发生垂体危象。

五、头颈部放射治疗

对头颈部肿瘤(如鼻咽癌、上颌窦癌)作放射治疗时,如下丘脑-垂体在照射野内,则有可能在数年后出现腺垂体功能减退症。由于下丘脑受损,而腺垂体功能减退是继发性的,在用TRH兴奋后,病人血浆TSH可明显升高,不过高峰的到达较正常人为缓慢。

六、垂体切除

腺垂体功能减退症也可能是治疗性的垂体切除术的后果。除了垂体肿瘤外,对于已发生转移的乳腺癌或前列腺癌,以及严重的糖尿病性视网膜病变,有用垂体切除术或垂体柄截断术加以治疗者,必须引起注意。

七、全身性疾病

白血病、淋巴瘤、黄色瘤、结节病、血色病等也可并发腺垂体功能减退症。结节病可有广泛的下丘脑浸润,引起腺垂体功能减退,而垂体本身并无明显损害。

八、营养不良

各种原因引起的严重营养不良可引起垂体功能减退症,如神经性厌食可引起功能减退,胃切除术后一部分病例也可出现此种情况。

九、神经系功能性紊乱

腺垂体功能状态受神经系活动的密切调节。除了神经系统器质性损害可导致腺垂体功能减退外,神经系统功能紊乱,如严重的神经衰弱日久也可伴有轻度的腺垂体功能减退。

十、特发性腺垂体功能减退症

一部分腺垂体功能减退症病人无明显病因可查,可能是由于某种自身免疫现象导致垂体退化萎缩。

十一、遗传性(先天性)腺垂体功能减退

先天性腺垂体功能减退主要有两种。一是由于调节垂体发育的基因突变或缺失所致,由于腺垂体的发育不良而导致腺垂体激素分泌不足;二是由于先天性下丘脑、垂体或其附近的脑组织畸形累及腺垂体所致。

1.pit-1基因突变:先天性腺垂体功能减退症pit-1基因突变导致GH、PRL和TSH缺乏,其特点是垂体正常或萎缩。

2.PROP-1基因突变:腺垂体特异性配对的同型结构域转录因子-1(PROP-1)基因突变可引起多种腺垂体激素(如GH、TSH、PRL、LH和FSH)缺乏。MRI可发现垂体的高度下降、容积缩小(或正常),有时明显增大,突变的部位多在T263C或F88S,引起遗传性全垂体功能减退症,有些遗传性腺垂体功能减退症还可伴神经垂体异位。先天性腺垂体功能减退症一般见于婴幼儿和儿童,但亦偶可见于成年人。

3.LHX3基因突变:LHX3是一种LIM同源框(homeobox)蛋白。人类的LHX3

有 LHX3a 和 LHX3b 两种。基因定位于 9q34.2-34.3,LHX3 蛋白以腺垂体的表达量最高,其次为脊髓和肺脏。LHX3b 是各种垂体激素分泌细胞的调节因子,早发性腺垂体退行性病变也可能有遗传因素的参与。而 HESX1 基因产物与 PROP-1 可竞争性结合 DNA 结合区,HESX1 的失活性突变可导致中膈-眼发育不良症(septo-opticdysptasia),有时亦伴有腺垂体功能减退症。

4. 先天性腺垂体功能减退伴神经垂体异位:先天性腺垂体功能减退症伴神经垂体异位(congenital hypopituitarism with posterior pituitary ectopia)可能是先天性腺垂体功能减退症中的一种特殊类型。

临床表现

一、与病因有关的临床表现

产后腺垂体坏死的病例有分娩时因难产而大出血、昏厥、休克病史,或在分娩时并发感染。患者在产后极度虚弱,乳腺不胀,无乳汁分泌。可有低血糖症状,脉细速,尿少。血中尿素氮可升高,可并发肺炎等感染。产后全身情况一直不能恢复,月经不再来潮,逐渐出现性功能减退以及甲状腺、肾上腺皮质功能减退的症状。

垂体肿瘤引起者,可有头痛、视力障碍,有时可出现颅内压增高征群。病变累及下丘脑时可出现下列症状:

1. 神经性厌食或多食,或二者交替出现。

2. 饮水增多(由于尿崩症或神经性多饮);也可呈口渴感减退或无渴感(口渴中枢在下丘脑前部靠近视上核处)。

3. 往往白天嗜睡,夜间失眠。

4. 原因不明的发热或低温。

5. 性欲减退或亢进。

6. 括约肌功能障碍(便秘)。

7. 精神变态。

8. 间脑性癫痫、抽搐。

9. 多汗或无汗。

10. 手足发绀(因血管舒缩神经障碍)。

11. 心动过速、心律不齐或冠状动脉血供不足(亦为血管舒缩神经障碍)。

12. 活动能力低下,以至不想活动。

其他由于手术、创伤、炎症等引起者,各有其特殊病史。

二、腺垂体能减退的表现

腺垂体功能减退的严重程度与垂体被毁的程度有关。一般说来,垂体组织丧失达95%，临床表现为重度，丧失75%为中度，丧失60%为轻度，丧失50%以下者不致出现功能减退症状。不过，上述关系并非绝对的，有时腺垂体近于全部被毁，而病人的内分泌功能减退并不十分严重，甚至再度怀孕，或生存30~40年之久。

腺垂体多种激素分泌不足的现象大多逐渐出现，一般先出现PRL、LH／FSH、GH不足的症状，继而TSH，最后ACTH，有时肾上腺皮质功能不足症状的出现可早于甲状腺功能减退。

1.PRL分泌不足在分娩后表现为乳腺不胀，无乳汁分泌。

2.GH分泌不足在成人主要表现为容易发生低血糖，因为GH有升血糖作用。

3.LH／FSH分泌不足在女性病人，表现为闭经、性欲减退或消失、乳腺及生殖器明显萎缩，丧失生育能力。本病病人的闭经和一般绝经期妇女的区别是没有血管舒缩紊乱，如阵发性面部潮红等。男性病人表现为第二性征退化，如阴毛稀少、声音变得柔和、肌肉不发达、皮下脂肪增多，以及睾丸萎缩，精子发育停止，阴囊色素减退，外生殖器、前列腺缩小，性欲减退，阳痿等。

4.TSH分泌不足时面色苍白，面容衰老，眉发稀疏，腋毛、阴毛脱落，皮肤干燥、细薄而萎缩，或为浮肿，但较少有黏液性水肿者；表情淡漠，反应迟钝，音调低沉，智力减退，蜷缩畏寒，有时幻觉妄想，精神失常，甚而出现躁狂。心率缓慢，心电图示低电压，可出现T波平坦、倒置。心脏多不扩大，往往反而缩小，可与原发性甲状腺功能减退鉴别。

5.ACTH分泌不足主要影响糖皮质激素的分泌，皮质醇减少，病人虚弱、乏力，食欲减退，恶心呕吐，上腹痛，体重降低，心音微弱，心率缓慢，血压降低，不耐饥饿，易出现低血糖表现，机体抵抗力差，易于发生感染，感染后容易发生休克、昏迷。

促肾上腺皮质激素缺乏时，糖皮质激素所受影响最严重，分泌明显减少，而盐皮质激素醛固酮所受影响不如糖皮质激素严重。在基础状态下，尚有一定数量（虽然较正常人为少）醛固酮的分泌，还可保存钠；在钠摄入减少时，肾上腺皮质尚能作出增加醛固酮分泌的反应，虽然反应不如正常人迅速，不达正常的程度。潴钠作用较正常人稍差，但仍有一定的潴钠能力，因而腺垂体功能减退症病人，不象原发性肾上腺皮质功能减退症那样容易发生严重失钠。由于皮质醇缺乏，病人排泄水负荷的能力减退，此大约与病人一般不喜多饮水有关。病人往往发生低血钠，尤其在病情加重或是摄入、注入过多水分后，其原因主要是由于肾排水障碍，水分潴留，体液稀释，故而血钠过低。如同时有钠的摄入减少或丢失甚多，则可加重低血钠，并引起脱水。

6.MSH分泌不足　MSH和ACTH都有促使皮肤色素沉着的作用，本病病人由于此二激素均缺乏，故肤色较淡，即使暴露于阳光之下亦不会使皮肤色素明显加深。正常色素较深部位，如乳晕、腹中线的颜色变淡更为显著。少数病人可有暗褐色斑点，边缘不规则，发生部位无特征性，与慢性肾上腺皮质功能减退症的色素普遍性沉着有明显区别。有时在指(趾)端可出现黄色色素沉着,可能与胡萝卜素沉着有关。

三、垂体危象

本病患者如未获得及时诊断和治疗,发展至后期,往往可因各种诱因而发生危象,出现神志昏迷。垂体危象的临床类型有多种。

1.低血糖性昏迷:其原因可能是自发性的,即由于进食过少或不进食,特别是在有感染时易于发生;或是胰岛素所诱发的(作胰岛耐量试验或使用胰岛素治疗食欲不振);或因高糖饮食或注射大量葡萄糖后,引起内源性胰岛素分泌而致低血糖。本病患者由于皮质醇不足,肝糖元贮存减少,GH减少,对胰岛素的敏感性增加,加之甲状腺功能减低,肠道对葡萄糖的吸收减少,所以在平时空腹血糖即较低,一旦遇有上述情况,即易导致低血糖昏迷。此种类型的昏迷最为常见。发生低血糖时病人软弱、头晕、目眩、出汗、心慌、面色苍白,可有头痛、呕吐、恶心。血压一般较低,严重者不能测得。可烦躁不安或反应迟钝,瞳孔对光反射存在,腱反射初亢进后消失,划跖试验可为阳性,可有肌张力增强或痉挛、抽搐,严重时陷入昏迷。

2.感染诱发昏迷:本病病人因缺乏多种激素,主要是缺乏ACTH和肾上腺皮质皮质激素,故机体抵抗力低下,易于发生感染。在并发感染、高热后,易于发生意识不清以至昏迷和血压过低以至休克。由感染引起的意识丧失大多是逐渐出现的。体温可高达39~40℃,脉搏往往不相应地增速。血压降低,收缩压常在80~90mmHg以下,严重时发生休克。

3.镇静、麻醉剂所致昏迷:本病患者对镇静、麻醉剂甚为敏感,一般常用的剂量即可使患者陷入长时期的昏睡以至昏迷。戊巴比妥钠、吗啡、苯巴比妥及哌替啶可产生昏迷。接受一般治疗剂量的氯丙嗪(口服或肌注)后也可出现长期昏睡。

4.失钠性昏迷:胃肠紊乱、手术、感染等所致的钠丧失,可促发如同原发性肾上腺皮质功能减退症中的危象。此型危象昏迷的周围循环衰竭特别显著。值得注意的是本病患者在开始应用糖皮质激素的最初数日内,可发生钠的排泄增多,可能是由于肾小球滤过率原来甚低,经治疗后被提高之故。有报告在用糖皮质素治疗后不到一周,患者进入昏迷状态,并伴有显著的钠负平衡。此外,在单独应用甲状腺制剂,尤其用量过大时,由于代谢率之增加,机体对肾上腺皮质激素的需要量增加,肾上腺皮质激素的缺乏更加严重,另一方面,甲状腺制剂于甲减者有促进溶质排泄作用,从而引起失水、失钠。

5.水中毒性昏迷:病人有排水障碍,在进水过多时,可发生水潴留,使细胞外液稀释而造成低渗状态,于是水进入细胞内,引进细胞内水分过多,细胞肿胀,细胞代谢及功能发生障碍。神经细胞内水过多,可引起一系列神经系统症状。此种情况的发生可自发性的,亦可因作水利尿试验而引起,尤其是原来病人血钠浓度已甚低时更易发生,因此作水试验前应先测血钠,血钠低者不宜作此试验。水中毒的临床表现有衰弱无力、嗜睡、食欲减退、呕吐、精神紊乱、抽搐,最后陷入昏迷。此型昏迷与失盐所致危象不同,患者无脱水征,反而可有浮肿,体重增加。如不伴有明显失钠,血循环仍保持正常。红细胞容积降低,血清钠浓度降低,血钾正常或降低,一般无酸中毒或氮质血症。

6.低温性昏迷:部分病人在冬季即感到神志模糊,当暴露于寒冷时,可诱发昏迷,或使已发生的昏迷更加延长。此类危象常发生于冬季,起病缓慢,逐渐进入昏迷,体温很低,用普通体温计测体温不升,须用实验室所用温度计测量肛温,才知其低温程度,可低达近30℃。

7.垂体切除术后昏迷:因垂体肿瘤或转移性乳腺癌、严重糖尿病视网膜病变等而作垂体切除术后,患者可发生昏迷。手术前已有垂体功能减退症者,更易于发生。垂体切除术后发生昏迷,可由于局部损伤引起意识障碍,也可由于内分泌腺功能减退,尤其是手术前肾上腺皮质功能减退,不能耐受手术所致严重刺激,或是由于手术前后发生水及电解质代谢紊乱。病人在手术后神志不能恢复,呈昏睡或昏迷状态,可持续数日至数月,大小便失禁,对疼痛的刺激可仍有反应,有时可暂时唤醒。握持反射及吸吮反射消失,脉率及血压可为正常或稍低,体温可高可低,或为正常。血糖及血钠亦可为正常或稍低。

8.垂体卒中:起病急骤,头痛、眩晕、呕吐,继而可进入昏迷,系由于垂体肿瘤内发生急性出血,下丘脑及其他生命中枢被压迫所致。腺垂体功能减退性昏迷的发生,其主要原因是由于多种激素缺乏所致的代谢紊乱,机体对各种刺激的抵御能力弱。意识的维持有赖于大脑皮层、丘脑、下丘脑及中脑网状结构中一些神经中枢功能的完整,如果这些意识中枢的神经细胞代谢发生了障碍,则出现意识模糊或意识丧失。正常神经细胞代谢的维持,主要是依靠在一些特异的酶系催化下,葡萄糖及谷氨酸的氧化作用。腺垂体功能减退性昏迷患者呈现生化改变,如低血糖、低血钠,有时是由于创伤、压迫或水肿等因素阻碍了氧及营养物质输送至上述的神经中枢。肾上腺皮质激素及甲状腺素缺乏可使神经细胞代谢发生了障碍。昏迷多见于有严重周围内分泌腺功能减退,特别是肾上腺皮质功能减退的病人。肾上腺皮质功能只能勉强应付病人甚为低下的代谢状况的需要,一旦发生严重刺激,即出现肾上腺皮质功能不足。肾上腺皮质激素对本病患者昏迷的疗效大多良好。病人在用肾上腺皮质激素替代治疗后,昏迷的发生即明显减少。

四、特殊临床类型

1.单一性腺垂体激素缺乏症:腺垂体功能减退症一般伴有多种垂体激素缺乏,在疾病的早期,可能以某一种激素的缺乏较为明显,但在以后,其他激素的缺乏将表现出来。临床上有一些病例,只有某一种腺垂体激素缺乏,发病原因还不明确,其中有一部分病例为家族性的,可能与下丘脑某一种促垂体释放因子缺乏有关。

(1)单一性促性腺激素缺乏症,仅表现为性腺功能减退(中枢性)。

（2）单一性GH缺乏症（见垂体性矮小症）。

（3）单一性PRL缺乏症：女性病人，乳腺发育正常，产后无乳液分泌，易疲乏，体检无特殊异常，蝶鞍正常。血中测不到PRL，其他内分泌检查，包括胰岛素所致低血糖诱发GH分泌增多，美替拉酮（甲吡酮）试验（测ACTH储备功能）、尿LH／FSH测定等皆为正常。用兴奋乳汁分泌的药物，如氯丙嗪、奋乃静、α甲基多巴等，皆不能促使乳汁分泌。

（4）单一性促甲状腺激素缺乏症：病人呈现甲减表现，与原发性甲减的区别是对TSH可起反应，甲状腺吸[131]碘率可增加，血T3、T4可升高，其他的腺垂体功能检查为正常。大多数病人无明显病因可查得，少数蝶鞍扩大，可能为垂体腺瘤。

（5）单一性促肾上腺皮质激素缺乏症：病人的主要表现为低血糖，可为自发性的，或因某种原因用胰岛素而诱发；其他表现有软弱无力，体重降低，面色苍白，女病人腋毛、阴毛稀少。尿17-羟皮质类固醇排量低，对ACTH兴奋有反应，而用美替拉酮（甲吡酮）不能使血浆ACTH升高，说明肾上腺皮质分泌减少的原因不在肾上腺，而在垂体。病人其他腺垂体功能检查正常。

在临床上，患者以某种症状为突出表现，主要有两种情况：贫血型者以贫血为主要表现，误诊为再生障碍性贫血，终日卧床，需给予输血配合治疗。

精神病型病例以精神障碍最为突出，可被误诊为精神病而收入精神病院治疗，在细致的询问病史和全面检查后，可获得确诊及适当的治疗。

2.合并或伴发其他疾病：

（1）糖尿病并腺垂体功能减退症：腺垂体功能减退症的病因多为产后出血所致垂体坏死，或为垂体迁徙性脓肿坏死，结节病累及垂体以及癌肿浸润垂体，不少病例的病因与全身性动脉硬化累及垂体，造成血栓形成有关，糖尿病的血管损害可能为发病的基础。在此型中，又因临床表现按腺垂体功能减退症出现的缓急，可分为两种。一是慢性型，表现为糖尿病病人治疗过程中变得对胰岛素特别敏感，易于出现低血糖，对胰岛素的需要量减少，并逐渐出现腺垂体功能减退症的各种表现。二是急性型，腺垂体功能减退症的起病急骤，由于垂体内出血或垂体脓肿急性坏死等引起，病人除垂体局部病变所致的症状外，常表现为低血糖昏迷。糖尿病病人并发腺垂体功能减退症后，视网膜血管病变好转，可能与GH的消除有关。GH可加重糖尿病视网膜病变。

（2）肢端肥大症并腺垂体功能减退症：在肢端肥大症的基础上发生腺垂体功能减退症也可分为急性型（垂体肿瘤内急性出血）和慢性型（肢端肥大症后期，肿瘤逐渐压迫、破坏剩余的垂体组织），甚至可并发糖尿病（亦表现为病人对胰岛素特别敏感，易于发生低血糖）。

（3）合并尿崩症者的腺垂体功能减退症偶尔可合并尿崩症，表现为多尿、多饮、尿比重减低。

在经过甲状腺、肾上腺皮质和性腺激素补充治疗后,偶尔可以妊娠。这可能是在激素补充治疗后,使机体代谢状况改善,残余的垂体组织恢复了部分功能之故。妊娠期间,由于胎盘可产生多种激素,垂体组织也可增生,故腺垂体功能减退症的表现可减轻。

五、实验室检查

1.代谢紊乱检查:

(1)糖代谢:低血糖、糖耐量曲线低平和GH以及糖皮质激素缺乏有关。糖耐量减退、类似糖尿病者,大概和胰岛素的分泌不足有关。胰岛素分泌不足的可能原因是:①GH缺乏(见垂体性矮小症中糖代谢紊乱);②甲状腺激素不足,甲状腺功能减退症病人在作糖耐量试验过程中,胰岛素的释放较慢、较弱。

(2)脂代谢:垂体腺功能减退症中,血清胆固醇增高一般不如原发性甲减显著。在本病中,由于GH、甲状腺激素等具动员脂肪作用的激素缺乏,故空腹的血浆游离脂肪酸较正常人为低,在注射小剂量肾上腺素后,血浆游离脂肪酸的上升远不如正常人,说明脂肪动员功能较差。

(3)水及电解质代谢紊乱:血钠常偏低,血清氯化物亦偏低,血清钾大多正常。血钠、血氯化物降低的原因主要是由于肾排水障碍,其次为钠的耗损。水负荷试验多不正常,显示排泄水负荷的能力明显减退,而在用可的松后,可明显提高。

2.内分泌功能检查

(1)垂体-性腺功能检查:男性病人尿17-酮类固醇排量明显降低,女性病人尿雌激素排量通常也减低。阴道涂片细胞学检查可显示黏膜萎缩,雌激素作用极微或全无。涂片中无上层角化细胞,多为中层以下的细胞,核较大,胞浆较少,细胞呈圆形,类似绝经期后妇女阴道涂片的表现。血LH、FSH、E2、睾酮通常低于正常。

(2)垂体-甲状腺功能检查:基础代谢率降低为本病主要的表现之一。基础代谢率降低的原因除了甲状腺功能减退外,还可能和GH及其他腺垂体激素缺乏有关。病人在用甲状腺制剂治疗后,基础代谢率往往仍不能完全恢复正常。T3、T4通常低于正常。甲状腺吸[131]碘率通常低于正常,而尿排[131]碘率偏高。[131]碘检查的不正常程度与病情严重程度有关。腺垂体功能减退症患者,在接受肌内注射TSH5～10单位后,其甲状腺摄[131]碘率可增高,不过血清蛋白结合碘的增高不甚显著,由于甲状腺内激素的贮存甚少。部分病人由于甲状腺萎缩得较严重,需连续注射TSH3～5天方起反应。正常人血中可测得微量的促甲状腺激素,腺垂体功能减退症患者血中不能测得。

(3)垂体-肾上腺皮质功能检查:尿17-酮类固醇大多明显降低,反映肾上腺皮质及睾酮分泌功能不足。尿17-羟皮质类固醇往往降低。血皮质醇基础值降低。正常人在接受ACTH后,尿中17-酮类固醇及17-羟皮质类固醇的排泄增多。原发性肾上腺皮质功能减退症中无反应,在垂体功能减退症中,往往出现延迟反应,即在第一日接受ACTH时无明显反应,在第二、第三天继续给予ACTH则反应出现,逐渐显著,以至接近正常。

诊断与鉴别诊断

一、诊断

本病的诊断主要依据腺垂体功能减退症的临床表现、内分泌功能检查以及有关的病史或临床征象。分娩时大出血,休克的病史对于产后腺垂体功能减退症的诊断甚为重要。肿瘤所致的腺垂体功能减退症通常有蝶鞍的扩大以及视力障碍等局部症状,腺垂体功能减退的临床表现特点为怕冷、乏力,乳晕色素减退,阴毛、腋毛脱落,生殖器萎缩,性功能减退,饥饿时易有昏厥倾向等。内分泌腺功能测验中较具价值者为血T3、T4及TSH低,基础代谢率降低、低血糖、尿中17–酮类固醇及17–羟皮质类固醇排量减少、水利尿试验不正常等。

二、鉴别诊断

临床上延误诊断的原因往往是由于只注意到本病个别较突出的症状而忽略了对本病诊断的全面考虑,而误诊为产后失调、闭经、贫血、自发性低血糖、黏液性水肿、肾上腺皮质功能减退、精神病等。腺垂体功能减退性昏迷可由于昏迷的逐渐出现而被误诊为脑血栓形成,由于颈部强直接而误诊为脑膜炎,由于抽搐而被误诊为癫痫,由于脉搏缓慢而被误诊为心源性脑缺血综合征(阿–斯综合征),由于饥饿性酮尿而误诊为糖尿病昏迷,由于曾服用麻醉药而误诊为麻醉药中毒等。在临床上凡遇到原因不甚明确有昏迷患者,皆应提高警惕,考虑到腺垂体功能减退症的可能性,而做详细的病史询问和全面检查。

1.神经性厌食:神经性厌食病人有消瘦、闭经,由于神经紊乱及营养不良可影响垂体功能,出现某些类似腺垂体功能减退的症状。但本病特点为多于20岁前后的女性,有精神刺激史,其消瘦程度较腺垂体功能减退为重,而腋毛、阴毛往往并不脱落,尿17–酮类固醇及尿17–羟皮质类固醇正常或仅稍减低。

2.原发性甲状腺功能减退症:原发性甲减,除甲状腺功能不足外,其他内分泌腺功能亦可能低下,因而可被误认为腺垂体功能减退症。两者的鉴别为原发性甲减的黏液性水肿外貌更为显著,血胆固醇浓度增高更明显,心脏往往扩大。TSH兴奋试验:原发性甲减TSH过度反应,腺垂体功能减退可无TSH升高反应,下丘脑性者则呈延迟反应。最具鉴别价值的是血浆TSH测定,在原发性甲减中升高,而在腺垂体功能减退症中不可测得。

3.慢性肾上腺皮质功能减退症:慢性肾上腺皮质功能减退症与腺垂体功能减退症的鉴别点为:前者有典型的皮肤、黏膜色素沉着,而性器官萎缩及甲减的表现不明显,对ACTH不起反应,失钠现象比较严重。

4.自身免疫性多发性内分泌腺病:患者有多种内分泌腺功能减退的表现,但其病因不是由于腺垂体功能减退,而是由于多个内分泌腺原发的功能减退,与腺垂体功能减退症的鉴别主要依据是ACTH及TSH兴奋试验,在此征群中,皆无反应,而在腺垂体功能减退症中,往往有延迟反应。

5.慢性消耗性疾病:可伴有消瘦、乏力、性功能减退、尿17-酮类固醇偏低等,有严重营养不良者,甚至可伴有继发的腺垂体功能不足,在营养情况好转后可逐渐恢复。

治　疗

去除病因后,行靶腺激素的长期替代治疗。

一、激素替代治疗

1.肾上腺皮质激素:泼尼松,每日7.5mg,清晨5mg及午后2.5mg服用。如有高热、感染、手术、创伤等并发症时,需增加可的松的剂量,可每日静滴氢化可的松100～300mg,在并发症过后,在数日内递减至原来维持量。

2.甲状腺激素:可用干甲状腺片,开始用小剂量,每日20～40mg,在数周内逐渐增至60～120mg。如用左旋甲状腺素,开始每日50μg,在数周内增至每日100～200μg。用甲状腺素治疗后,患者畏寒减轻,精神好转,浮肿消失,眉毛生长,心电图有所改善,贫血纠正得好。因单用甲状腺激素可加重肾上腺皮质功能不足,故在用甲状腺激素之前或至少同时,应合用可的松类激素。

3.性激素:男性病人,肌注丙酸睾酮(丙酸睾丸素),每周2次,每次50mg;或甲睾酮(甲基睾丸素)片,每日20～30mg口服或舌下含服。用药后可改善性功能。女性病人可作人工周期治疗,如每晚睡前服己烯雌酚0.5～1mg,连续20d,以后改为每日肌注黄体酮10～20mg,连续5d,或口服甲羟孕酮(安宫黄体酮)每日4～8mg,连服5d,或用尼尔雌醇。

二、垂体危象治疗

应根据病史和体检,判断昏迷的病因和类型,以加强治疗的针对性。对腺垂体功能减退性昏迷病人,应立即进行挽救治疗。

1.补充葡萄糖:先静脉注射50%葡萄糖40～60mL,继以10%葡萄溶液静滴。为了避免内源性胰岛素分泌再度引起低血糖,除了继续静滴葡萄糖外,还需静滴氢化可的松。

2.补充氢化可的松:100mg氢化可的松加入500mL葡萄糖液内静滴,第一个24h用量200～300mg,有严重感染者,必要时还可增加。如并无感染、严重刺激等急性并发症,而为低温型昏迷,则氢化可的松的用量不宜过大,否则有可能抑制甲状腺功能,使昏迷加重。

3. 有失钠病史(例如呕吐、腹泻)及血容量不足表现者,应静滴5%葡萄糖生理盐水,需用盐水量视体液损失量及血容量不足严重程度而定。

4. 有发热、合并感染者,应积极采用有效抗菌素治疗。有感染性休克者,除补液、静滴氢化可的松外,还需用升压药物。

5. 对水中毒病人,如能口服,立即给予泼尼松10～20mg,不能口服者,可用氢化可的松50mg溶于25%葡萄糖溶液40mL缓慢静注,继以氢化可的松100mg溶于5%或10%葡萄糖液250mL内静滴。

6. 对低温型病人,应予保温,注意避免烫伤。应给予甲状腺激素口服,如不能口服则鼻饲。可用干甲状腺片,每6h 30～45mg;如有T3,则效果更为迅速,可每6h静注25μg。低温型病人在用甲状腺激素治疗的同时,宜用适量的氢化可的松(如50～100mg静滴),以免发生严重肾上腺皮质功能不足。

三、病因治疗

垂体腺瘤可视情况用放射治疗或手术治疗,下丘脑部位肿瘤应用手术治疗,其他炎症、肉芽肿病变等可作相应治疗。

本病的预后视病因而有不同。垂体或其附近肿瘤引起者预后较差,病人可发生严重的视力障碍及颅内压增高的现象。产后垂体出血患者的预后较好,因为仅有腺垂体功能减退症,如能得到及时适当的激素替代治疗,患者的生活和工作的能力可望接近正常;但如得不到及时的诊断和治疗,则往往丧失劳动力,并可因多种原因诱发危象。腺垂体功能减退病人的生活质量下降,死亡率为正常人群的1.3～2.2倍,主要原因为与GH缺乏有关的心血管疾病。

第3章　生长激素缺乏性侏儒症

概　述

生长激素缺乏性侏儒症,又称垂体性侏儒症。指在青春期以前,因垂体GH缺乏或GH生物效应不足所致的躯体生长障碍。按病变部位可分为垂体性和下丘脑性两种;按病因可分为特发性和继发性两类;按受累激素的多少可分为单一性GH缺乏和伴垂体其他激素缺乏症的不同类型。GH缺乏有两方面的含义,一是GH量的减少,其活性正常;二是GH量正常而生物活性缺乏,主要见于GHRH受体基因突变、GH不敏感综合征、IGF-1缺乏等。

病因与发病机制

一、影响生长发育的因素

1.GH:GH可促进所有组织的生长,增加体细胞的体积和数目。GH在骨重建中,既能刺激骨吸收又促进骨形成。在骨组织中,GH促进骨的纵向生长,而对骨的成熟无明显作用。GH能直接刺激成骨细胞、骨骼血管内皮细胞等的增殖和分化,促进前软骨细胞分化成软骨细胞,同时刺激局部IGF-1的合成和分泌,后者通过自分泌和旁分泌方式促进软骨细胞的增殖。因此GH缺乏性矮小症病人用GH治疗时,骨的长度增加,而骨骼的成熟并不加速。GH对性腺功能有明显影响,有研究观察到,外源性GH可刺激GH缺乏雄性大鼠的精子生成,恢复生育功能,GH能直接影响性腺或通过局部的IGF-1而发挥作用,但对处于相对静止状态的青春期前的下丘脑-垂体-性腺轴无明显影响,而一旦进入青春发育期,GH与促性腺激素有明显的协同作用,并使青春期过程缩短。也有人认为GH治疗可启动青春期发育,GH治疗的GHD男孩血睾酮升高,可能是GH介导睾丸局部IGF-1的作用,促使睾丸发育,睾酮合成增多。

2.性激素:促进骨的生长,同时加速骨骺融合。青春期身高的骤增,男性是雄激素而女性是肾上腺皮质和卵巢雄激素作用的结果,雌激素也起一定作用。雄激素和雌激素都加速骨的成熟。经过青春期的身高骤增后,身高停止增长。最终达到的身高取决于骨骺纵向生长的速度和骨骺融合的时间。生长得愈慢或骨骺融合得愈早,身材愈矮小。

3.其他因素:人类个体的身高还受遗传素质、营养状况、体力活动等多种因素的影响,父母身材较高,营养较充足和体力活动较勤者的身材较高,但这些因素的作用均需以生理量的GH为基础。GH对躯体生长的影响主要是通过IGF实现的。GH过多时血IGF-1升高,而GH不足时则降低。IGF-2在GH不足时降低,但GH过多并不使其升高。

虽然GH或甲状腺激素缺乏的胎儿在出生时仍可达到正常身长,但甲状腺激素为出生后生长所必需。甲减患者常伴GH缺乏。

二、病因

1.遗传性GHD:GH基因位于第17号染色体长臂,含5个外显子和4个内含子,前者中有两个为GH基因(GH-N,GH-V),3个为绒毛膜生长PRL基因。多数家族性GHD为常染色体隐性遗传,少数为常染色体显性或伴性遗传,可表现为单一性GH缺乏,或为多发性垂体激素缺乏症(CPHD)及GH的作用障碍。

(1)IA型单纯性GH缺乏为常染色体隐性遗传,有正常GH-V基因,但存在GH-N基因缺陷。此型与典型的IGHD不同是:①IA型GHD患儿在宫内即有生长障碍,出生身长及体重均小,而IGHD患儿在出生后6~12月才开始出现生长障碍。②IA型患儿体内完全无GH,给予外源性GH后产生GH抗体导致GH治疗无效。

(2)多发性垂体激素缺乏症:Pit-I蛋白是垂体细胞生长发育和功能成熟的重要的转录因子。Pit-I突变所致的多种垂体激素缺乏症(CPHD)的临床表现多种多样。常见的表现为:①可无家族史(散发型)或有家族史或父母为近亲结婚。②患者表现为GH完全缺乏,刺激试验中测不到GH。③血PRL基础值测不到或很低,对TRH刺激无反应,但血TSH基础水平可为正常低值或测不到,对TRH刺激无反应或有延迟反应,有些病人可有明显的甲减。④MRI示垂体正常或萎缩。

(3)GH抵抗综合征主要有下列几种情况:①对GH不敏感——GH受体病(Laron矮小症)或GH受体数目减少(Pygmics矮小症),GH受体后缺陷。患者血GH水平很高且有活性,血IGF-1水平降低,外源GH无促生长作用,但用重组的人IGF-1治疗有效。②GH结合蛋白或GH抗体致循环GH作用抑制。③GH结构异常。④IGF合成缺陷(IGF基因缺陷,肝脏疾病等)。⑤抗IGF抗体干扰IGF的作用。⑥IGF抵抗(包括IGF受体缺陷、IGF受体后缺陷、靶组织缺乏等)。

(4)家族性GH缺乏症:在临床上,家族性GH缺乏可根据其遗传方式和基因缺陷的种类分为以下多种类型:

遗传性GH缺乏IA型:属常染色体隐性遗传,由于GH-N基因缺陷所致。

遗传性GH缺乏IB型:常染色体隐性遗传,GH-N基因正常,但内源性GH减少,GH刺激试验有反应,峰值多<7μg/L,为GH部分减少,对外源GH治疗有效,可能是缺乏GHRH或GHRH生物活性降低所致。

遗传性GH缺乏II型:常染色体显性遗传,有明显的低血糖倾向,GH-N基因和GHRH基因均正常,输入GHRH后GH分泌增加,与IB型的区别是遗传方式不同,可能与基因的表达受阻滞有关。

遗传性GH缺乏III型:性连锁遗传,同时有低γ-球蛋白血症(缺乏IgG、IgA、IgM和IgE),病变靠近GH-N基因或垂体细胞缺陷。

家族性全腺垂体功能减退性矮小症(familiar panhypopituitary dwarfism):有GH不足和其他1个以上的促激素不足。其遗传方式又分为两种,1型为常染色体隐性遗传,2型为性连锁隐性遗传,其他多种激素发生缺乏的次序为LH、FSH、TSH、ACTH,同家族中的病人除皆有GH缺乏外,个别可缺乏其他激素。GHRH试验示GH释放减少,说明病变可能在下丘脑,但亦不能排除垂体外病变。

Laron矮小症:常染色体隐性遗传,特点为血免疫反应性GH正常或增高而IGF-1降低,对外源GH治疗无反应。病人肝脏缺乏GH受体,IGF-1的生成障碍或细胞膜受体有缺陷。

Pygmics矮小症:Pygmics为非洲赤道的矮小家族,病人外观很像垂体GH缺乏,但血中GH正常,而末梢组织对外源性GH无反应。病人在青春期前生长正常,血中IGF-1亦和同龄儿相近,但青春期时血中IGF-1减低,缺乏青春期的突发生长,因此至成人时身材矮小。

(5)GH神经分泌功能障碍(GHND):有一些患儿身高在正常-2SD以下,生长速度≤4cm/年,骨龄落后≥2年,用GH刺激试验GH峰值≥10μg/L,但是测24h或夜间GH分泌节律可发现峰值低,分泌峰减少。此类病人是由于中枢神经-下丘脑-垂体系统某部位有轻度损伤(包括神经递质、GHRH分泌减低或生长抑素增多等)。近来用GHRH作为探针证实许多典型GH缺乏儿童的病变是在下丘脑而不在垂体,GHND患儿用GH治疗有效。

2.特发性GHD(IGHD):IGHD患儿有围产期病变,包括早产、难产、小胎龄儿,严重窒息,紫绀及抽搐。可用GHRH兴奋试验来鉴别IGHD患者颅内损伤的部位,在IGHD中大约2/3病变部位在垂体水平之上。

3.继发性GHD:主要有三种类型。

(1)中颅窝肿瘤压迫下丘脑垂体而发生GHD,较常见的为颅咽管瘤、神经纤维瘤、垂体瘤或神经胶质瘤。

（2）头颅创伤，鞍区放射性治疗。

（3）颅内感染及肉芽肿病变，病毒感染多侵犯下丘脑，很少累及垂体，结核、梅毒、酵母样菌感染及肉芽肿常侵犯鞍区。此外，尚有白血病、含铁血黄素等浸润病变、组织细胞增多症等。

4.非GH缺乏矮小症：

（1）家族性和体质性：GH神经分泌功能障碍，体质性生长缓慢及青春期延迟。

（2）Turner综合征：病因为X染色体缺如或畸变。患儿有性幼稚和身材矮小。

（3）宫内发育迟滞：胎儿生长速率减慢导致宫内发育迟滞。病因很多，如染色体病变、药物、先天性巨细胞病毒感染、胎盘缺陷等，亦可能与IGF的分泌及作用失调及IGF／IGFBP功能异常有关。

（4）软骨发育不全（achondroplasia）：与成纤维生长因子（FGF）受体基因穿膜区的点突变有关。

（5）营养不良：营养不良时血IGF-1水平及其作用的降低是患者生长缓慢的直接原因。

（6）心理社会性矮小（psychosocial dwarfism）：心理社会性矮小症正越来越受到人们的重视，一般有下列特点：①患儿遗传的体格生长和精神发育的能力正常。②环境因素使精神、心理、情感受到创伤，患儿所受的心理社会应激，影响大脑皮质向下丘脑的神经冲动传递，抑制GHRH的分泌。③改变环境因素后可获得恢复。

临床表现

生长激素缺乏患儿特别是没有先天性头颅畸形的儿童，于出生时身长和体重多正常，而有GH不敏感或GH受体缺陷的患儿出生长度可低于正常。严重GH缺乏时如GHD基因缺失，1岁时即可明显矮于正常平均值的-4SD。

GH缺乏症的部分患儿出生时有难产史、窒息史或者胎位不正，以臀位、足位产多见。出生时身长正常，出生后5个月起出现生长减慢，1～2岁明显。多于2岁后才引起注意。随年龄的增长，生长缓慢程度也增加，体型较实际年龄幼稚，四肢和身体比例匀称。自幼食欲低下。典型者矮小，皮下脂肪相对较多，腹脂堆积，圆脸，前额略突出，小下颌，上下部量正常、肢体匀称，高音调声音。学龄期身高年增长率不足4cm，严重者仅2～3cm，身高偏离在正常均数-2SD以下。患儿智力正常。出牙、换牙及骨龄均延迟。

青春发育大多延缓。伴有垂体其他促激素不足者，多为缺乏促性腺激素，表现为没有性发育,男孩小阴茎、小睾丸,女孩乳房不发育,原发闭经;若伴有ACTH缺乏,则常有皮肤色素沉着和严重的低血糖表现;伴有促甲状腺激素不足,则表现为甲状腺功能低下。部分病例伴有多饮多尿,呈部分性尿崩症。

检 查

一、血GH测定

血清GH值较低,呈脉冲式分泌,半衰期较短,随机取血测定常不能区别正常人与GH缺乏症,故一次性标本测定无意义。临床上常采用药物激发试验进行诊断。激发试验前需禁食8h,但不必禁水。若GH峰值$<5\mu g/L$,为完全性GH缺乏症;GH峰值在$5.1\sim9.9\mu g/L$为部分性GH缺乏;GH峰值$\geq10\mu g/L$为正常反应。

二、IGF-1测定

GH通过介导IGF-1产生生长效应,是反映GH-IGF-软骨轴功能的另一种重要指标。IGF浓度与年龄有关,亦受甲状腺素、泌乳素、皮质醇和营养状态影响。IGF-1测定有一定的鉴别诊断意义,如矮小儿童GH增高,而IGF-1值低下,应该考虑有对GH抵抗。

三、类胰岛素生长因子结合蛋白3(IGFBP3)测定

循环血中95%的IGF-1与IGFBP3结合,结合有高度亲和力和特异性,可调整IGF-1对细胞的增殖、代谢和有丝分裂的影响。

四、染色体检查

对女性矮小伴青春期发育延迟者应常规作染色体检查,以排除染色体病,如Tuner综合征等。

五、X线摄片

身高增长主要取决于长骨的骨骺的变化。GH缺乏者骨龄均延迟,一般相差-2SD以上。另外可拍摄头颅正、侧位片,观察蝶鞍大小和颅骨、颅缝等改变。

六、颅脑磁共振显像(MRI)

MRI可清楚显示蝶鞍容积大小,垂体前、后叶大小,可诊断垂体不发育,发育不良,空蝶鞍、视中膈发育不全等,并且可发现颅咽管瘤、神经纤维瘤、错构瘤等肿瘤。

诊 断

一、诊断标准

1.垂体性矮小常用诊断标准的要点是:

（1）身高在同地区，同性别，同年龄正常儿童身高的-3SD（标准差）以下者，应立即进行常规病因的筛选及垂体功能检查。

（2）身高低于同性别，同年龄正常儿童身高2～3SD者，应作常规病因的筛选检查，若未发现异常，应至少观察生长速度6个月。

（3）身高在同性别、同年龄正常儿童身高0～2SD之间者，观察生长速度6个月后，再决定是否需做病因检查。

（4）生长速度低于同性别、同年龄正常儿童第3百分位数者，不论其身高是否正常，均应进行病因检查。

2.上海市儿科研究所的诊断标准：

（1）身高低于同年龄、同性别正常人-2SD或第3百分位（根据Stadiometer测定）。

（2）生长速率＜4cm／年。

（3）X线骨龄落后于同年龄、同性别正常均值2年以上（根据Greulich-pyle图谱评价）。

（4）三种GH激发试验（左旋多巴、可乐定及GHRH）的血GH峰值均＜10μg／L。

（5）排除其他造成生长迟滞的因素。

二、诊断程序

首先测量儿童实际身高，测量从头顶至足底的长度。若低于同年龄、同性别正常儿童身长的最低限度者，可视为身材矮小。同时要测量身体各部分比例，测量患儿的上部量与下部量。头顶至耻骨联合上缘为上部量，代表头颈部及脊椎部骨骼的生长（躯干长度）。自耻骨联合上缘至足底为下部量，代表下肢长骨的生长（下肢长度）。至12岁时，上、下部量的比例应为1：1，可根据上部量与下部量的结果，确定为均称性矮小、短肢性矮小或躯干缩短性矮小。

1.均称性矮小以体质性矮小和体质性生长延迟为多见，其次为各种重症慢性疾病及营养缺乏性疾病，而脑垂体疾病、卵巢功能不全症等较少见。

2.肢短性矮小者的下部量明显缩短，且不随年龄而增长，以甲减为多见。

3.躯干短缩性矮小多提示为黏多糖病。

4.性功能减退者的下部量超过上部量。

如儿童身长每月增长低于0.3cm，半年内低于2cm常为非体质性原因所致。身长低于3SD，或在第3百分位数以下时可考虑为矮小症。

身长增长速度动态观察绘制成曲线并与正常同龄儿比较，判断生长速度有无加快或落后。

鉴别诊断

垂体性矮小症主要依据其临床特点和血清GH明显降低作出诊断,必要时可进行GH兴奋试验,如血清GH仍无明显升高(<5μg/L)则符合本病的诊断。在临床上,本病需与其他疾病相鉴别。

一、全身性疾病所致的矮小症患者

在儿童时期患有心、肝、肾、胃、肠等慢性疾病或各种慢性感染,如结核病、血吸虫病、钩虫病等都可因生长发育障碍而致身材矮小。

二、呆小症(克汀病)

甲减发病于胎儿或新生儿,可引起患者的生长发育障碍。患儿除身材矮小外,常伴甲减表现及智力低下。

三、Turner综合征

为性染色体异常所致的女性分化异常,其性染色体核型常为45,XO。除身材矮小外,伴有生殖器官发育不全,原发性闭经,亦可伴有颈蹼、肘外翻、盾形胸等畸形,患者血清GH正常。

四、青春期延迟

生长发育较同龄儿童延迟,常到16～17岁以后才开始第二性征发育,智力正常,无内分泌系统或慢性疾病依据。一旦开始发育,骨骼生长迅速,性成熟良好,最终身高可达正常人标准。

治　疗

GH缺乏性身材矮小的治疗目的是使患儿尽量达到正常身高。目前对生长激素缺乏症的治疗主要采用GH替代治疗。无论特发性或继发性GH缺乏性矮小均可用GH治疗。开始治疗年龄越小,效果越好。但是对颅内肿瘤术后导致的生长激素缺乏症患者或者白血病患者需慎用。

一、治疗剂量

目前多数学者推荐每周使用剂量,每晚临睡前皮下注射。最大效应是在开始初6～12个月。

二、应用方法

采用皮下注射,药物达到峰值时间为2～4h,血液清除时间为20～40h。可选择在上臂、大腿前侧和腹壁、脐周等部位注射。

三、GH治疗并发症

1.局部反应。

2.抗体产生。

3.低甲状腺素血症。

4.血转氨酶升高,一般表现轻度升高,随药物停用而逐渐消失。

随着重组人生长激素(rhGH)的大量供应,rhGH的治疗病种已经超越了生长激素缺乏症,Turner综合征采用生长激素治疗显示出一定的疗效。每周rhGH使用剂量稍大,治疗从小年龄开始效果较好,若患者年龄大于14岁,年生长速率小于2.5cm应停止治疗。

蛋白同化类固醇药物可促进生长,但是该类药物可明显加速骨龄发育,加快骨骺融合,对最终身高无明显改善。

垂体性侏儒症最理想的治疗是用生长激素替代,尤其是早期应用,可使生长发育恢复正常,但其价格昂贵,药源难寻。目前,在我国尚不能广泛应用于临床,就目前治疗现状看,中西医结合治疗本病具有一定的优势。西药一般予同化激素治疗,临床常用苯丙酸诺龙。因其应用有一定的局限性,要求骨龄落后于实际年龄至少3年以上时治疗才比较完全,开始治疗的年龄大多在9～10岁。

预 后

1.目前认为本病的治疗较为困难,但早期治疗,效果较佳。

2.药物治疗主要是激素治疗与补充微量元素。

3.心理治疗和饮食治疗是本病治疗的重要措施。

预 防

原发性生长激素缺乏症,多数患者原因不明,仅小部分有家族性发病史,为常染色体隐性遗传。继发性生长激素缺乏症较为少见,任何病变损伤垂体前叶或下丘脑时可引起生长发育停滞,常见者有肿瘤(如颅咽管瘤、视交叉或下丘脑的胶质瘤、垂体黄色瘤等)、感染(如脑炎、结核、血吸虫病、弓浆虫病等)、外伤、血管坏死及X线损伤等。因此预防各种感染,预防中枢神经系统的病损,及做好遗传性疾病的咨询和防治工作非常重要。

第4章 肢端肥大症

概　述

肢端肥大症(acromegaly)是腺垂体分泌生长激素(GH)过多所致的体型和内脏器官异常肥大并伴有相应生理功能异常的一种内分泌与代谢性疾病。发生在青春期后、骨骺已融合者表现为肢端肥大症,其发展慢,以骨骼、软组织、内脏的增生肥大为主要特征,发病年龄以20～29岁者为多见,无明显性别差异,在青春期少年表现为巨人症(gigantism),在成年人则表现为肢端肥大症,可出现颅骨增厚、头颅及面容宽大、颧骨高、下颌突出、牙齿稀疏和咬合不良、手脚粗大、驼背、皮肤粗糙、毛发增多、色素沉着、鼻唇和舌肥大、声带肥厚和音调低粗等表现。

生长激素异位分泌较罕见,因过多的GHRH促使垂体GH细胞增生常见于恶性肿瘤,罕见于下丘脑错构瘤、胶质瘤和神经节细胞瘤等。

病因与发病机制

一、GH分泌异常

肢端肥大症和巨人症的临床特征是由GH及其靶激素IGF-1持续过度分泌所致。GH分泌受下丘脑激素的双重调节,GH释放激素(GHRH)刺激GH分泌,而生长抑素(SS)抑制其分泌。许多GH分泌性垂体腺瘤中存在SS受体(SSTRs)的表达。GH瘤细胞的SSTRs密度与其在体内、外对SS类似物的分泌反应之间有直接关联。然而,在肿瘤中通过放射自显影证实,奥曲肽(octreotide)抑制GH分泌的作用与SSTR亚型及其杂合性表达的腺苷酸环化酶有关。另外,相对于正常垂体,GH分泌性垂体肿瘤中SS表达可能减少。

二、肿瘤形态学

用免疫组织化学和电子显微镜技术不但可鉴定各种垂体肿瘤细胞类型,而且可从GH瘤中分辨出不同的GH瘤亚型与激素分泌的不同模式和浸润特点。因此,准确的组织学诊断对确诊和疾病进展的预测是很有价值的。

GH过度分泌患者垂体的基本形态学改变为腺垂体分泌GH细胞数目增多,最常见的病理改变为界限明确,但无包膜的垂体GH细胞腺瘤,少数为垂体GH细胞增生。垂体非肿瘤部分的GH分泌细胞的数目及分布正常。引起垂体GH细胞增多的病变可位于下丘脑、垂体、甚至颅外,导致肢端肥大症和巨人症者大多为原发性垂体肿瘤,其中主要由多分泌颗粒或少分泌颗粒的GH细胞或泌乳-GH细胞(MS)构成。多分泌颗粒的GH细胞及泌乳-GH瘤生长缓慢,因此常常患病多年也难于发现。但少分泌颗粒的GH细胞腺瘤生长迅速,易发生局部浸润。可导致临床肢端肥大症和巨人症的垂体癌十分罕见。

三、GH细胞腺瘤的发病机理

垂体腺瘤形成的分子机制至今仍不明确。很多证据支持垂体腺瘤为单克隆来源。尽管有报道,多发性内分泌腺肿瘤1型(MEN-1)的垂体腺瘤患者在染色体11q13和2p16-12区域存在杂合性缺失(LOH),而在散发性垂体腺瘤中,这个位点的LOH是不常见的。垂体腺瘤中没有发现在其他肿瘤中常见的基因突变。

四、异源性GHRH分泌综合征

近几年来,报道了数例无垂体肿瘤,但有胰腺、肺、肾上腺、乳腺、卵巢和神经节等部位肿瘤的肢端肥大症患者。经过手术切除这些肿瘤后,GH过度分泌状况以及由此产生的临床表现(如过度出汗、肥胖、关节增大)随之缓解。尽管垂体外肿瘤很少产生和分泌GH,但这些垂体外肿瘤大多数能分泌GHRH,如血浆中检测到GHRH即可确诊。

临床表现

肢端肥大症和巨人症患者起病甚缓慢,因身体的改变逐渐发生而未引起重视,直至有严重的器官及(或)代谢改变才被发现。半数患者病程在5年以上,最长者可超过30年。患者的临床表现因性别、发病年龄、肿瘤大小、激素分泌等不同而异。病情活动一段时间后可出现相对性非活动期,但亦有少数病例病情自幼发生,缓慢进展致成年以后,导致肢端肥大性巨人症。

1.本病较少见,多发生于青壮年男性,平均发病年龄为40~45岁。一般起病较缓,病程较长,可达30余年。

2.儿童期发病的GH腺瘤表现为巨人症;成人发病者主要表现为占位效应和内分泌紊乱,如面容粗陋、头痛乏力、多汗、腰酸背痛、手足增宽增大、帽号与鞋号不断增加,还可出现糖尿病与甲亢的症状体征:

(1)骨骼和肌肉系统:肢端肥大、下颌过大、上颌变宽、前额隆起、鼻骨增生肥大、鼻旁窦扩大等,单发或多发的非炎症性的骨性关节病,性激素减少造成骨质疏松。

(2)皮肤:油样皮肤、多汗、体毛粗糙,面容粗糙、手指变粗、皮肤皱褶和足跟肥厚等。

(3)心血管系统:动脉粥样硬化、左心肥厚、心脏扩大、血压偏高、心脑血管疾病、心肌单核细胞浸润和间质纤维化。早期为高循环动力学状态,如心率增加、心搏出量增大和血管阻力下降;无高血压、糖耐量正常的年轻患者的亚临床心肌病表现为休息时双侧心室舒张功能不全、运动时心功能受损;20%患者在确诊时有症状性心血管病,如高血压病、冠心病、心律不齐、传导阻滞、心瓣膜病等,降低GH和IGF可使上述症状改善。

(4)呼吸系统:上呼吸道黏膜组织肥厚和软腭、舌肌肥大,造成睡眠呼吸暂停和打鼾;声带肥厚造成声门狭窄,麻醉插管困难。

(5)神经系统:50%有感觉和运动性多发神经炎,呈手套和袖套样分布,外周神经局灶性麻痹、近端肌肉无力和抽搐,腕管综合征和血浆CPK(肌酸磷酸激酶)升高,精神抑郁、注意力不集中、焦虑等。

(6)内分泌系统:50%以上有闭经或阳痿,30%合并高泌乳素血症,25%出现继发性甲状腺或肾上腺功能不全;多激素分泌性肿瘤多造成甲亢、甲状腺增生或肿瘤;青春期前的儿童表现为直线性生长、巨人症和性早熟;青春期儿童表现为生长迅速、闭经或性功能低下,常伴有头痛和视力障碍,半数患儿有高泌乳素血症或垂体功能不全。

(7)代谢:20%~30%出现胰岛素抵抗、糖耐量受损或诱发糖尿病;可促进氨基酸转换和蛋白质合成;血脂增高;抗利尿作用造成体液和细胞外液增加,引起高血压;促进胃肠对钙的吸收,造成血清钙磷增高、尿钙和磷酸盐增多、泌尿系统结石和骨密度增高。

(8)肿瘤:结肠、直肠腺瘤和癌症的发生率高可能与肠道上皮细胞的过度增生有关,甲状腺肿瘤发生率也增高。

(9)垂体功能低下:表现为性功能障碍、全身无力、阳痿、闭经、两性生殖器萎缩。

(10)妊娠与生殖:男性患者早期可出现性功能亢进,以后性功能消失;女性出现月经不调或闭经、性欲减退或消失、溢乳等;排卵、受孕和妊娠率低,妊娠期间易发生高血压、冠心病等并发症。

3.常见临床症状和体征有面容改变、肢体末端增大、软组织肿胀,多汗,肢体麻木／腕管综合征,疲劳、倦怠、头痛,月经失调、闭经、不育(女)、阳痿、性欲减退(男),关节病,糖耐量受损／糖尿病,甲状腺肿,耳、鼻、口腔和咽喉症状,充血性心力衰竭／心律不齐,高血压,视野缺损等。

4.本病多为垂体生长激素腺瘤引起,后者约占全部垂体瘤的20%,其中75%表现为垂体大腺瘤,故除上述内分泌表现外,患者常有头痛、双颞侧视野偏盲等垂体腺瘤对周围神经结构压迫的表现。

诊　断

主要根据患者的病史、典型的临床表现和其他神经系统以及内分泌学、影像学检查来综合判断,明确是否存在垂体生长激素腺瘤,其大小、位置(鞍内、鞍上、鞍旁、鞍后、鞍下)、有无海绵窦及周围组织的侵袭,了解肿瘤的生物学活性、激素分泌特点和病理类型,具体应包括详细的病史以及上述典型的临床表现。

影像学检查

一、X线蝶鞍像

蝶鞍扩大(正常前后径7～16mm、深径7～14mm、宽径9～19mm)、鞍底骨质吸收或破坏、鞍背骨质侵噬、鞍底倾斜呈双边征(侧位)。

二、薄层(1.5mm)断面CT

蝶鞍区冠状、矢状位重建及轴位扫描对<5mm的微腺瘤发现率仅为30%。肿瘤多为低密度影,均一强化或周边强化(肿瘤中心坏死或囊性变致周边强化瘤壁厚薄不一);可突入鞍上池伴垂体柄偏移,可突破鞍底骨质形成蝶窦内肿块。间接征象有蝶鞍增大、鞍底倾斜、周边骨质吸收变薄和破坏。

三、MRI(磁共振成像)

优点为GD-DTPA较CT增强的碘化剂安全,过敏反应少;缺点为不能显示周围颅骨的改变。诊断的关键为薄层冠状T1加权像扫描,但对<5mm的微腺瘤发现率仅为50%～60%,动态增强扫描可提高检出率;T1WI为低信号,T2WI为高信号,质子密度加权像为等信号;较大者T1WI为低或等信号,T2WI为等或较高信号;注入GD-DTPA后明显增强;可见垂体柄偏移、鞍底倾斜,肿瘤突入鞍上池、室间孔、第三脑室,侵入额叶、颞叶、蝶窦、筛窦、海绵窦、脚间池、桥前池。

四、生长激素水平检测

GH基础水平与肿瘤大小、浸润程度和手术效果呈正相关。放免法禁食12h后休息状态下GH正常水平为2～4μg／L,早晨血GH基础值的正常参考值上限为5μg／L;约90%的GH腺瘤血GH>10μg／L。单克隆抗体法肢端肥大症患者的测定值常高于正常的50倍以上。

五、口服葡萄糖耐量试验(OGTT)

单一时间内一次测定值的意义不大,一般采用口服葡萄糖抑制试验(正常口服100g葡萄糖后2h GH值应下降,3～4h后回升)GH细胞腺瘤患者呈不抑制状态,注射胰岛素或THR进行兴奋试验GH也不能升高。正常人口服葡萄糖耐量试验的放免法应<2μg／L,GH腺瘤者生化法应>0.4μg／L,OGTT期间GH>1～2μg／L、IGF–1<1μg／L。

六、奥曲肽和二乙烯三胺五醋酸盐(DTPA)结合 ^{111}In闪烁成像

可通过标记生长激素受体而显示垂体腺瘤。

七、其他

血液生化、尿常规、血细胞计数等。

鉴别诊断

1.肢端肥大症的外观表现主要需与皮肤骨膜肥厚症相鉴别,后者的X线表现主要为:四肢骨骨膜增生及骨干增粗,呈对称性,以胫腓骨和尺桡骨为主。骨膜早期呈锯齿状,随病程进展相互连接呈层状;骨膜以骨干远端最明显,且渐向近端蔓延,一般不累及骨骺和干骺端。

2.垂体生长激素腺瘤主要需与如下疾病相鉴别:

(1)鞍区其他性质的肿瘤:如颅咽管瘤、脑膜瘤、胶质瘤、鞍区生殖细胞瘤、脊索瘤、鞍区表皮样囊肿或皮样囊肿、施万细胞瘤、转移瘤和神经垂体肿瘤等,白血病、淋巴瘤和浆细胞瘤等引起的原发性或继发性鞍区症状。

(2)鞍区先天性畸形或其他非肿瘤性病变:如Rathke囊肿、空蝶鞍、鞍区蛛网膜囊肿、颈内动脉及大脑前动脉或前交通动脉瘤、交通性脑积水所致的第三脑室扩大等。

(3)鞍区炎症性疾患:垂体脓肿、蛛网膜粘连、结核性脑膜炎和黏液囊肿,鞍区的真菌感染、艾滋病患者的弓形虫扩肺孢子虫感染、淋巴细胞性垂体炎、朗格汉斯组织细胞增多症。

并发症

一、局部
头痛、视野缺损、脑神经病变、脑积水和颞叶癫痫。

二、全身
1.心血管系统:心肌缺血、心肌病、充血性心力衰竭、心律不齐、高血压。

2.呼吸系统:驼背和桶状胸、睡眠窒息。

3.中枢神经系统:脑卒中。

4.代谢:糖尿病、糖耐量减低(胰岛素抵抗)、高脂血症(甘油三酯)。

5.肿瘤:结肠和直肠、乳腺和前列腺肿瘤。

6.骨骼:退行性骨关节病,钙质沉积、焦磷酸盐性关节病。

治 疗

一、肢端肥大症和巨人症的治疗目的
1.去除或破坏肿瘤或抑制其生长,消除压迫症状。

2.恢复正常的GH作用,包括GH和IGF-1基础值下降至正常,GH对中枢神经系统介导信号(如左旋多巴)的反应适宜,恢复对TRH和GnRH的正常反应。

3.尽可能减轻肢端肥大症的症状、体征及代谢改变。

4.预防肿瘤复发。

5.消除并发症。

二、主要治疗方案
手术、放射、药物和联合治疗。选择何种方案,主要取决于病情和客观条件。

1.手术治疗:

(1)经蝶窦垂体瘤切除术:

适应证:无明显鞍上扩展的 Ⅰ 、Ⅱ 、Ⅲ 、Ⅳ级或0、A级肿瘤,尤其是内分泌功能活跃的肿瘤;有明显向蝶窦侵犯的Ⅲ、Ⅳ级肿瘤,无明显视力、视野改变或稍有改变者;向海绵窦侵噬的E级肿瘤,无明显视力、视野改变者;有明显鞍上扩展的A~B级肿瘤、无严重视力损害、有蝶鞍及鞍膈孔扩大(冠位扫描肿瘤呈椭圆形而非哑铃型)、鞍上肿块严格位于中线且左右对称者。

禁忌证:鼻部感染或慢性鼻窦炎、黏膜充血;未成年或蝶窦气化不佳型;鞍膈口较小,冠位扫描见鞍上和鞍内的肿块呈哑铃状,鞍上肿块不易切除者;肿块较大(C级)或向颅前、中、后凹扩展(D级)。

手术入路:有经唇下-鼻中膈-蝶窦入路;经鼻前庭-鼻中膈-蝶窦入路;经筛窦-蝶窦入路;直接经鼻蝶窦入路。

术后处理:抗生素(2周),一般不用脱水剂和激素,必要时予以激素替代治疗(如ACTH腺瘤),尿崩者予以神经垂体抗利尿激素。

主要并发症:脑脊液漏、脑膜炎、尿崩症。

(2)经颅垂体腺瘤切除术:

适应证:高度向蝶鞍上方发展的肿瘤达到B级或C级者;巨型垂体腺瘤向鞍上发展且蝶鞍不扩大者;鞍膈上、下的瘤块呈哑铃型生长者;鞍上瘤块向颅前、中、后凹生长者(D1、D2和D3级肿瘤);鞍上分叶状瘤块。

手术入路:经额下(硬膜内)入路;经额下硬膜外入路;经翼点入路;额下和翼点联合入路;经单侧颞下硬膜外海绵窦入路;眉间-颅前凹底入路;眶上锁孔入路;单侧经眶、额、蝶联合入路。

术后处理:予以脱水和激素治疗,检查电解质,垂体功能低下、尿崩、高热、昏迷、胃肠道出血等的对症治疗。

2.放射治疗:

(1)传统放疗:多采用分次放射治疗,每4～5周为45～55Gy,可有迟发性垂体功能低下、视力减退、颞叶放射性脑坏死、血管损伤、认知记忆障碍和继发性肿瘤等。

(2)伽马刀放疗:最具优势,能控制分泌性肿瘤的激素水平,改善临床症状;缩小或控制肿瘤生长;保护正常垂体组织。无功能性腺瘤周边剂量10～12Gy可控制生长,生长激素腺瘤需30Gy控制临床症状;PRL腺瘤需30Gy以上;ACTH腺瘤可用23～34Gy控制生长并改善水平;一般认为使激素水平正常化的剂量至少为35Gy。

(3)X刀:精度差,并发症高。

3.药物治疗:

(1)多巴胺兴奋剂:溴隐亭、卡麦角林可改善肢端肥大症患者的症状,但不能使血清GH和IGF-1的水平恢复正常。

(2)生长抑素:奥曲肽。

预　后

未得到治疗的肢端肥大症患者的寿命较正常人短。患者常死于心脏病、脑血管病、糖尿病并发症及垂体功能衰竭等,病死率与GH水平有关(GH>10ng／mL)。

第5章 泌乳素瘤

概　述

泌乳素(prolactin,PRL)瘤和高PRL血症(hyperprolactinemia)是常见的下丘脑-垂体疾病。泌乳素瘤是由垂体泌乳素细胞瘤分泌过量泌乳素(PRL)引起的下丘脑-垂体疾病中常见的一种疾病。其典型的临床表现有闭经、溢乳、不孕(育)、高泌乳素血症及垂体占位性病变。在垂体功能性肿瘤中发生率占首位(50% ~ 55%),PRL瘤是高PRL血症最常见的病因,女性居多,男性少见。有临床症状的泌乳素微腺瘤一般不会长成大腺瘤。部分腺瘤有侵袭性,出现腺瘤增大及血PRL升高,其原因尚不十分清楚。

病　因

泌乳素瘤由垂体泌乳素细胞瘤分泌过量泌乳素所致,明确的发病机制不详,一方面可能与下丘脑调节垂体PRL细胞方面的功能紊乱有关,另一方面也可能与垂体PRL分泌细胞原发性内在缺陷有关。

病　理

垂体腺瘤目前尚不能作活组织病理检查。所得到的病理认识都源于尸检和手术切除标本的病理切片。PRL瘤在光镜下多为嫌色细胞瘤,少数为嗜酸性细胞瘤(或为弥散组织结构的嗜酸性细胞瘤,其嗜酸性程度很小)。大多数PRL瘤的病理类型是颗粒稀疏型腺瘤(sparsely granulated lactotroph adenomas);少数是颗粒密集型腺瘤(densely granulated lactotroph adenomas);另一种少见类型为嗜酸性干细胞瘤(acidophil stem cell adenomas),这种PRL瘤患者的临床症状轻微,并可检测出过量分泌的GH,免疫组化显示为嫌色细胞瘤或者轻度嗜酸性细胞瘤。与其他肿瘤不同,垂体瘤内血管不丰富,往往不及正常垂体组织,PRL微腺瘤的血管数量少于较大腺瘤,这可能是垂体腺瘤多为良性的原因之一。

颗粒稀疏型腺瘤用免疫组化技术可在胞核附近高尔基体区发现PRL,常规组织染色呈嫌色细胞瘤。胞内和胞外可见淀粉样物沉积。瘤内可见钙化(砂样瘤),钙化广泛时形成垂体石。颅咽管瘤、松果体瘤和脑膜瘤也可出现钙化,其他鞍旁肿瘤很少有钙化现象。在电子显微镜下,颗粒稀疏型腺瘤的超微结构具有高度特征性。瘤细胞中等大小,呈多面体形,其胞仁大而致密,胞浆丰富,含有大量的排列有序的粗面内质网以及粗大的高尔基体。高尔基体内含有多种形态的未成熟分泌颗粒。胞浆中贮存颗粒稀疏,直径约120～300nm,并可见部分胞吐颗粒。因光镜下免疫组化结果已具有特征性,故一般不需要用电镜作病理诊断。

颗粒密集型腺瘤是少见的高度嗜酸性肿瘤,胞浆内PRL的免疫印迹遍布在胞浆内。其超微结构特征类似于正常PRL细胞,胞浆内粗面内质网不及颗粒稀疏型腺瘤丰富,但含有大量的分泌颗粒,使细胞外表呈斑点状,颗粒的胞吐位置不确定,颗粒直径400～700nm。此种腺瘤的侵袭性较颗粒稀疏型腺瘤要大。

嗜酸性干细胞瘤的轻度嗜酸性是由于线粒体集聚所致,后者是嗜酸性瘤细胞的特征性改变。临床上PRL瘤患者即使无GH过度分泌,如病理切片出现嗜酸性细胞也应高度怀疑是否为侵袭性肿瘤。光镜下清晰的胞浆空泡即是巨大线粒体集聚体。其PRL免疫印迹不像颗粒稀疏型腺瘤那样呈点状分布在近胞核区域,可无GH阳性反应。其超微结构清楚,具有诊断特征。光镜下怀疑为此型肿瘤时常需电镜进一步证实。电镜下瘤细胞呈不规则细长型,含有较多增大的线粒体(或出现巨大线粒体),丧失正常的线粒体嵴及电子致密管状结构。散在的瘤细胞含有近核的纤维体。瘤细胞中分泌颗粒稀疏,直径150～200nm。

使用多巴胺受体激动剂可使PRL瘤的组织特征发生不同程度改变。最强的激动剂可使肿瘤体积减少并显著降低甚至恢复血清PRL水平。受到抑制的瘤细胞内PRL的免疫活性低,有时检测不到。电镜下这些受抑制而变小的瘤细胞内含有多处凹入的细胞核(呈异染色质),胞浆边缘少,内见复原的粗面内质网和高尔基体膜。肿瘤内瘤细胞受抑制程度不等,并可见细胞坏死。极少数肿瘤对激动剂无反应,血清PRL仍升高。溴隐亭可减少瘤细胞表面雌激素受体mRNA的表达,增加多巴胺D2受体mRNA表达。对激动剂无反应的PRL瘤不能用丧失D2受体

mRNA表达来解释,因为在这些肿瘤同样可检测到D2受体mRNA。

停止药物治疗后约2周,瘤细胞可恢复到治疗前状态。但有些PRL瘤的细胞抑制状态在停药后可持续1个月或更久。长期对PRL瘤进行药物治疗会导致显著钙化、内源性淀粉样物沉积以及血管周围和间质纤维化。这种纤维化若广泛会影响到以后手术切除腺瘤的成功机会。

术后对切除组织的病理检查很少见PRL细胞增生,但PRL瘤附近非肿瘤组织可见PRL细胞数目增多。原发性甲减和ACTH瘤患者的腺垂体亦可见PRL细胞增生。

临床表现

PRL瘤引起的高PRL血症的临床表现因年龄、性别、高PRL血症持续时间及肿瘤大小的差异而有所不同。虽然尸检所发现的PRL微腺瘤在流行病学上无性别差异,但临床PRL瘤以女性病人常见,多发生于20~40岁。女性PRL瘤常表现为溢乳-闭经综合征。肿瘤大小与患者血清PRL浓度呈正相关,肿瘤越大,PRL水平越高,症状越明显。

一、溢乳

女性高PRL血症患者的溢乳发生率约30%~80%,出现性功能低下后由于雌激素缺乏,溢乳的发生率降低。男性患者溢乳的发生率约14%~33%,临床上常见乳腺有轻微发育。有些育龄妇女即使血清PRL水平正常也可出现溢乳,故溢乳不是高PRL血症的特有症状。但溢乳和闭经一起出现时,常可检测出高PRL血症。溢乳一般表现为乳腺触摸性泌乳,单侧或双侧、持续或间断。有溢乳的患者血清PRL水平多在200μg/L以上。

二、闭经及性腺功能减退

慢性高PRL血症可致下丘脑-垂体-性腺轴功能抑制,其机制可能是通过影响下丘脑GnRH的分泌,减少腺垂体LH、FSH的释放而影响性腺功能。性腺功能减退几乎是慢性高PRL血症患者必有症状,也是患者就诊的主要原因。

女性患者以继发性闭经最常见,常因和溢乳一起出现而被称为溢乳-闭经综合征。许多患者由于首诊症状为继发性闭经就诊于妇产科后才被诊断为PRL瘤。其他性腺功能减退的症状有经期缩短、经量稀少或过多、月经延迟及不孕。此外,因血清雌激素降低引起乳腺萎缩,阴毛脱落,外阴萎缩、阴道分泌物减少等症状。女性青少年患者可发生青春期延迟、生长发育迟缓及原发性闭经。

男性患者性腺功能减退的症状可为完全性或部分性,表现为性欲减退,阳萎(程度不一),男性不育症及精子数目减少。由于症状进展缓慢且有较大波动,不易引起患者注意,就诊时大多较晚,此时影像学检查证实已多为大腺瘤,神经压迫症状较明显。体格检查可发现病人胡须稀疏,生长缓慢,阴毛稀少,睾丸松软。男性青少年患者青春期发育及生长发育停止,体态异常和睾丸细小。

三、肿瘤局部压迫症状

局部压迫症状多见于大的PRL瘤。其他类型垂体腺瘤、下丘脑及鞍旁肿瘤因瘤体巨大向鞍上扩展而阻断PIF引起高PRL血症者,也可伴有局部压迫表现。最常见的局部压迫症状是头痛和视觉异常。头痛的原因多为大腺瘤引起的颅内压增高,可伴恶心、呕吐。虽然头痛症状无特异性,但如果有高PRL血症及其他垂体激素异常,头痛常提示垂体腺瘤的存在。男性PRL瘤患者头痛发生率较女性患者高,约为63%。有些PRL微腺瘤虽然占位病变不明显,也可出现头痛(50%),其原因尚不清楚。

垂体肿瘤向上扩展压迫视交叉时,可出现视觉异常症状,如视力减退、视物模糊、视野缺损、眼外肌瘫痪等。最典型、常见的是由于视交叉受压引起的双颞侧偏盲。压迫部位不同,视野缺损形式也各异。压迫视束时产生同侧偏盲,压迫视神经时出现单眼失明。早期压迫症状不重,但由于营养血管被阻断、部分神经纤维受压出现视力下降及视物模糊。后期眼底检查可见视神经萎缩。一般出现视野缺损时瘤体已较大,但少数微腺瘤患者也可出现双颞侧偏盲。

巨大的腺瘤向大脑额叶、颞叶发展可引起癫痫发作及精神症状等。肿瘤侵蚀鞍底可造成脑脊液鼻漏。巨大的PRL瘤尚可引起单侧眼球突出和双眼瞳孔不等大。

此外,当PRL大腺瘤压迫周围正常的腺垂体组织时可引起GH、ACTH、TSH及LH、FSH缺乏,出现甲状腺或肾上腺皮质功能减退表现。

四、骨质疏松

PRL瘤患者长期高PRL血症可以引起骨质疏松症。有时可为首诊症状。男性患者在纠正高PRL血症及性腺功能恢复正常后,桡骨干骨密度增加而椎骨骨密度无明显改变;PRL水平正常而性腺功能未能恢复者骨密度不增加。

五、其他症状

有些PRL瘤患者可出现肥胖(男性多发)及浮肿,女性患者还可出现多毛症及痤疮。部分PRL瘤无明显临床症状而是由于头颅外伤等原因做CT或MRI检查时意外发现垂体瘤的存在。某些生长较快的PRL瘤(尤其是嗜酸性细胞瘤)可发生瘤内出血,出现急性垂体卒中症状,表现为突发剧烈头痛、恶心、呕吐及视力急剧下降等脑神经压迫症状,甚至出现昏迷和眼球突出,需紧急抢救。抢救成功后患者多出现垂体功能减退症。

检 查

一、实验室检查

1.基础PRL测定：血清标本可考虑早上10点左右抽取，采血前病人安静休息0.5h。血PRL基础浓度通常小于20μg／L。

结果分析：要考虑生理性、药物性因素的影响。血PRL在20μg／L以下：可排除高泌乳素血症；20～40μg／L：需要重复测定；20～200μg／L：可见于PRL瘤，但亦可见于其他原因引起的泌乳素升高；大于200μg／L：PRL瘤的可能性很大。

2.其他激素测定：除测定PRL外，高度怀疑PRL瘤者，还应检测其他垂体激素轴，包括FSH、LH、睾酮、雌激素、TSH、FT3、FT4、GH、IGF-1、ACTH、F等。

二、其他辅助检查

在详细询问病史、体格检查及常规肝、肾功能检查并逐一排除药物性、应激性、神经源性及系统性疾病可能，尤其要排除原发性甲状腺功能减低症之后，对病理性高PRL血症患者，应做X线、CT或MRI检查，以明确诊断。

1.蝶鞍区X线：平片正常鞍结节角约为110°，随着PRL瘤增大，此角可渐变为锐角，据此也可推断垂体瘤的存在。垂体瘤增大到一定程度可造成蝶鞍局部骨质破坏的X线表现，由此推测垂体瘤的存在，但无法确定肿瘤大小，也无法发现垂体微腺瘤。气脑造影或脑动脉X线检查，属有创性检查且伴有一定的风险，已被CT和MRI所替代。

2.蝶鞍区CT及MRI检查：蝶鞍CT和MRI显像是普遍使用的影像检查方法，尤其MRI优于CT而应用更多。

诊 断

根据女性有闭经-乳溢-不育、男性性功能减退或不育、血清PRL水平明显升高、CT或MRI显像有垂体瘤存在，可做出PRL瘤的诊断。应与下列疾病鉴别：垂体非PRL瘤、原发性甲状腺功能减退症、特发性高PRL血症、下丘脑肿瘤、鞍区垂体外肿瘤、颅咽管瘤、生殖细胞瘤、脑膜瘤等。

治 疗

PRL瘤积极治疗与否主要取决于两个因素，即肿瘤大小和高PRL血症是否引起症状。肿瘤越大,PRL水平越高,而微腺瘤的PRL增加不显著,多无症状,且一般不继续增大,故不主张积极治疗,而应严密观察其血清PRL变化。如果PRL显著增加,应做垂体扫描检查。若扫描检查发现瘤体增大,应予治疗以防演变成大的腺瘤。在没有特殊禁忌的情况下,大的腺瘤可采取药物治疗使肿瘤缩小。因为据长期临床观察发现,95%的微腺瘤不会进一步增大成大腺瘤,而大腺瘤一经发现如不治疗会继续增大。

少数微腺瘤患者PRL水平增高造成性功能减退、泌乳、不育或不孕以及骨质疏松等症状时需要积极治疗,若未出现以上症状一般仅监测PRL变化。PRL瘤的治疗目的是恢复PRL的正常水平,消除或缩小肿瘤并解除较大瘤体对垂体柄、视交叉及其他颅神经的压迫,恢复腺垂体及性腺的正常功能。目前治疗的方法有药物,手术和垂体放射三种。溴隐亭已广泛用于大多数PRL瘤患者,并取得相当满意的疗效。经蝶窦选择性垂体瘤摘除术疗效可靠,主要用于对药物治疗不敏感及压迫症状较严重者。垂体放射治疗的疗效差,易造成垂体功能减退,通常仅作为辅助治疗手段。有些病例需要用两种或以上的治疗方法才能取得较好的疗效。

一、药物治疗

首选药物治疗。溴隐亭多年的临床观察,表明它在降低血清PRL水平、缩小肿瘤、改善视野缺损及脑神经受压症状、恢复性腺功能等方面,取得显著的疗效。目前有多种新型多巴胺D2受体激动剂问世,如培高利特、喹高利特、卡麦角林等。

二、手术治疗

手术治疗主要为经蝶窦手术,经口腔或鼻–蝶窦途径,进行选择性腺瘤组织切除,保留垂体正常组织。但部分患者可能不能完全切除干净,术后可能出现脑脊液鼻漏、尿崩症、颅内感染、视觉系统损伤以及腺垂体功能减退等。手术可以减少药物治疗的需求量,患者术后对药物的抵抗性有所改善。

三、放射治疗

放射治疗仅为一种辅助手段,可防止肿瘤增大;但其降低PRL水平慢,恢复排卵性月经不满意,常用于外科术后未能获得痊愈者。垂体放疗的并发症有下丘脑功能不全、腺垂体功能减退、视觉系统损害、脑血管意外、脑坏死、继发性脑部恶性或良性肿瘤等。

预　防

有症状的病人首先选择药物治疗,抑制泌乳,纠正高泌乳素血症,恢复月经,预防腺瘤形成或瘤体增大,减轻骨质疏松,停用引起PRL水平升高的各种药物,定期随访。

第6章 尿崩症

概　述

尿崩症(diabetes insipidus)是由于下丘脑-神经垂体病变引起精氨酸加压素(AVP)又称抗利尿激素(ADH)不同程度的缺乏,或由于多种病变引起肾脏对AVP反应缺陷,导致肾小管重吸收水的功能障碍的一组临床综合征。前者为中枢性尿崩症(CDI),后者为肾性尿崩症(NDI),其临床特点为多尿、烦渴、低比重尿或低渗尿。尿崩症常见于青壮年,男女之比为2:1,遗传性NDI多见于儿童。

病　因

一、中枢性尿崩症

任何导致AVP的合成和释放受损的情况均可引起CDI的发生,其病因有原发性、继发性及遗传性三种。

1.原发性:原因不明,占尿崩症的30%~50%,部分患者在尸检时可发现下丘脑视上核和室旁核细胞明显减少或消失。

2.继发性:

(1)头颅外伤和下丘脑-垂体手术:是CDI的常见病因,其中以垂体手术后一过性CDI最常见,如手术造成正中隆突以上的垂体柄受损,则可导致永久性CDI。

(2)肿瘤:尿崩症可能是蝶鞍上肿瘤最早的临床症状。原发性颅内肿瘤主要是咽鼓管瘤或松果体瘤,继发性肿瘤以肺癌或乳腺癌的颅内转移最常见。

(3)肉芽肿：结节病、组织细胞增多症、类肉瘤、黄色瘤等。

(4)感染性疾病：脑炎、脑膜炎、结核、梅毒等。

(5)血管病变：动脉瘤、动脉栓塞等。

(6)自身免疫性疾病：可引起CDI，血清中存在抗AVP细胞抗体。

(7)妊娠后期和产褥期妇女：可发生轻度尿崩症，其与血液中AVP降解酶增高有关。

3.遗传性：可为X连锁隐性、常染色体显性或常染色体隐性遗传。X连锁隐性遗传由女性传递，男性发病，杂合子女可有尿浓缩力差，一般症状较轻，可无明显多饮、多尿。常染色体显性遗传可由于AVP前体基因突变或AVP载体蛋白基因突变所引起。常染色体隐性遗传，常为家族型病例，患者自幼多尿，可能是因为渗透性感受器的缺陷所致。

二、肾性尿崩症

由于肾对AVP无反应或反应减弱所致，病因有遗传性和继发性两种。

1.遗传性：90%的DNI患者为X连锁遗传，其中至少90%可检测出AVP受体2型(AVPR2)基因突变；其余10%的患者为常染色体遗传，其突变基因为水通道蛋白2(AQP2)，其中9%为显性遗传，1%为隐性遗传。

2.继发性：

(1)肾小管间质性病变：如慢性肾盂肾炎、阻塞性尿路疾病、肾小管性酸中毒、肾小管坏死、淀粉样变等。

(2)代谢性疾病：如低钾血症、高钙血症等。

(3)药物：如抗生素、抗真菌药、抗肿瘤药物、抗病毒药物等，其中碳酸锂可能因为使细胞cAMP生成障碍，干扰肾对水的重吸收而导致NDI。

发病机制

抗利尿激素(ADH)又称精氨酸血管加压素(arginine vasopressin, AVP)，为9肽物质，分子量1084。AVP主要由视上核神经元和室旁核神经元合成分泌，然后沿下行纤维束通路至垂体后叶贮存，待需要时释放入血，AVP的释放受血浆渗透压感受器和血浆容量的调节。近年研究表明，视上核与室旁核合成的最初产物为AVP的前体分子(AVP-NPⅡ)，包括信号肽，AVP序列(AVP部分)，神经垂体素转运蛋白Ⅱ(neurophysin Ⅱ, NPⅡ)序列及一个由39个氨基酸残基组成的多肽，AVP-NPⅡ基因定位于20P13，由3个外显子和两个内含子组成。信号肽在信号肽酶作用下从前体裂解下来后，AVP和NPⅡ结合形成分泌颗粒沿着轴突向垂体后叶运输。AVP-NPⅡ基因异常所致的尿崩症为常染色体显性遗传，称常染色体显性遗传垂体性尿崩症（autosomal dominant neurohypophyseal diabetes insipi-dus，ADNDI），属中枢性尿崩症之一。

AVP的受体是一类G蛋白偶联受体，属于加压素／催产素受体家族成员。根据其结构序列、药理学特性与体内分布和功能情况，分为Ⅴ1aR、Ⅴ1bR、Ⅴ2R3个亚型，其中Ⅴ2R由370个氨基酸残基组成，主要分布于肾小管，参与调节体内水代谢，AVP-V₂R基因突变可导致肾性尿崩症，有人用AVP-V2R的拮抗剂如SR121463和VPA985在动物和人体中构建出剂量相关的尿崩症模型。AVP随血至肾脏远曲小管和集合管，与细胞膜受体结合，使腺苷环化酶激活，cAMP增多，激活蛋白激酶，促进管腔上的膜蛋白磷酸化，促进水孔蛋白-2（AQP-2）表达。水的通透性增加，促进水分的再吸收，使水分顺着渗透压差从管腔进入渗透压较高的肾间质中，然后进入血液，平衡血浆渗透压。当某种原因导致血浆渗透压感受器的敏感性受损，或下丘脑视上核、室旁核合成分泌AVP和NPⅡ减少或异常，或视上核、室旁核的神经元到垂体后叶的轴突通路受损以及垂体后叶受损时便引起中枢性尿崩症。

近年还发现肾小管上皮细胞膜上至少存在5种水孔蛋白（aquaporin，AQP），其中aquaporin-2（AQP-2）的表达与作用减低参与了尿崩症的发病。

临床表现

一、低渗性多尿

多尿为尿崩症（DI）患者最显著的症状，中枢性尿崩症（CDI）患者一般起较急，日期明确。尿量超过2500mL／d或50mL／（kg•d），并伴有烦渴和多饮。夜尿显著增多，尿量一般在4L／d以上，极少数可超过10L／d，但也有报道可达40L／d。尿比重为1.001～1.005，尿渗透压为50～200mOsm／L，明显低于血浆渗透压。长期多尿可导致膀胱容量增大，因此排尿次数有所减少。部分性尿崩症患者症状较轻，尿量为2.4～5L／d，如限制水分摄入导致严重脱水时，尿比重可达1.010～1.016，尿渗透压可超过血浆渗透压达290～600mOsm／L。如果患者渴觉中枢未受累，饮水未受限，则一般仅影响睡眠，体力软弱，不易危及生命。如果患者渴觉减退或消失，未能及时补充水分，可引起严重失水、血浆渗透压和血清钠水平明显升高，出现极度软弱、发热、精神症状，甚至死亡。一旦尿崩症合并腺垂体功能减退症时，尿崩症可减轻，糖皮质激素替代治疗后症状可再现或加重。

遗传性NDI常于婴幼儿期起病，多数有家族史。多以女性传递，男性发病。出生后既有多尿、多饮，如未及时发现，多因严重缺水、高钠血症和高渗透性昏迷而夭折。如能幸存，可有生长缓慢，成年后症状减轻或消失。因患者在婴儿期反复出现失水和高渗状态,可导致智力迟缓和血管内皮受损,颅内和血管可有弥漫性钙化。

二、原发病的临床表现

继发性尿崩症的患者还有原发病的症状和体征。外伤性CDI的患者可表现为暂时性尿崩症和三相性尿崩症。三相性尿崩症可分为急性期、中间期和持续期。急性期表现为多尿,在损伤后发生,一般持续4~5d,主要是因为损伤引起神经元休克,不能释放AVP或释放无生物活性的前体物质。中间期表现为少尿和尿渗透压增高,由AVP从变性神经元中溢出,使循环中AVP突然增多所致。持续期表现为持续性多尿,出现时间不定,视上核和室旁核内大细胞神经元消失>90%或垂体柄不可逆损伤>85%。

检　查

一、尿量

超过2500mL/d称为多尿,尿崩症患者尿量多可达4~20L/d,比重常在1.005以下,部分性尿崩症患者尿比重有时可达1.010。

二、血、尿渗透压

患者血渗透压正常或稍高(血渗透压正常值为290~310mOsm/L),尿渗透压一般低于300mOsm/L(尿渗透压正常值为600~800mOsm/L),严重者可低于60~70mOsm/L。

三、血浆AVP测定

正常人血浆AVP(随意饮水)为2.3~7.4pmol/L(放射免疫法),禁水后可明显升高。完全性CDI患者的血浆AVP浓度测不到;部分性CDI患者则低于正常范围;NDI患者的血浆AVP水平升高或正常;精神性烦渴患者则在正常范围内或降低。

四、禁水-加压素试验

比较禁水前后与使用血管加压素前后的尿渗透压变化。

方法:禁水6~16h(一般禁水8h,使病情轻重而定)。试验前测体重、血压、血浆渗透压及尿比重,以后每1h留尿测尿量、尿比重及尿渗透压。当尿渗透压达到高峰,连续两次尿渗透压差<30mOsm/L,而继续禁水尿渗透压不再增加时,测血浆渗透压,然后立即皮下注射加压素水剂5U,再留取尿液测定1~2次尿量和尿渗透压。

结果判定:正常人禁水后体重、血压及血浆渗透压变化不大(<295mOsm/L),尿渗透压可大于800mOsm/L,注射加压素后,尿渗透压升高不超过9%。精神性烦渴者与正常人相似。完全性尿崩症者,血浆渗透压峰值大于300mOsm/

L,尿渗透压低于血渗透压,注射加压素后尿渗透压升高超过50%;部分性尿崩症者,血浆渗透压峰值不高于300mOsm／L,尿渗透压可稍超过血浆渗透压,注射后尿渗透压升高9%～50%之间。NDI患者在注射加压素后无反应。本试验应在严密观察下进行,若患者在进水后体重下降超过3%～5%,或出现血压明显下降、烦躁等,应立即停止试验,并及时补充水分。

五、其他

继发性CDI需测定视力、视野、蝶鞍摄片、头颅CT或MRI等,以明确病因。基因突变分析有助于明确遗传性DI的分子病因学。

诊　断

凡有烦渴、多饮、多尿及低比重尿者应考虑本病,必要时可进行血尿渗透压测定和禁水-加压素试验,常可明确尿崩症的诊断,并有助于评估尿崩症的程度和分类。

一、CDI的诊断要点

1.尿量多,可达8～10L／d或以上。

2.低渗尿,尿渗透压低于血浆渗透压,一般低于20mOsm／L;尿比重低,多在1.005以下。

3.饮水不足时,常有高钠血症,伴高尿酸血症,提示AVP缺乏,尿酸清除减少致血尿酸升高。

4.应用兴奋AVP释放的刺激试验(如禁水试验、高渗盐水试验等)不能使尿量减少,不能使尿比重和尿渗透压显著增高。

5.应用AVP治疗有明显的效果,尿量减少,尿比重和尿渗透压升高。

二、部分性CDI的诊断要点

1.至少2次禁饮后,尿比重达1.012～1.016。

2.禁水后尿渗透压达到峰值时的尿渗透压／血渗透压比值大于1,但小于1.5。

3.对加压素试验敏感。

三、NDI的诊断要点

1.有家族史,或患者母亲怀孕时羊水过多史,或可引起继发性NDI的原发性疾病史。

2.多出生后既有症状,婴儿期有尿布更换频繁,多饮、发育缓慢或不明原因发热,儿童和成年期有多尿、口渴、多饮等症状。

3.尿浓缩功能减低,每日尿量明显增加,比重<1.010,尿渗透压低,多低于

300mOsm／L。

4.禁水-加压素试验一般无尿量减少、尿比重和尿渗透压升高,尿渗透压／血渗透压比值<1,继发性NDI患者除了尿浓缩功能减退外,其他肾功能亦有损害。

鉴别诊断

一、精神性烦渴

临床表现与尿崩症极相似,但AVP并不缺乏,主要由于精神因素引起烦渴、多饮,因而导致多尿与低比重尿。这些症状可随情绪而波动,并伴有其他神经症的症状。禁水-加压素试验有助于两者的鉴别。

二、糖尿病

有多尿、烦渴、多饮症状,但尿比重和尿渗透压升高,且有血糖升高,尿糖阳性,容易鉴别。

三、慢性肾脏疾病

尤其是肾小管疾病,低钾血症,高钙血症等,均可影响肾浓缩功能而引起多尿、口渴等症状,但有原发疾病相应的临床表现,且多尿的程度也较轻。

治　疗

一、替代疗法

AVP替代疗法主要用于完全性CDI,部分性CDI在使用口服药疗效不佳的情况下也可用AVP替代治疗。替代剂包括:

1.加压素水剂:作用仅维持3～6h,每日须多次注射,长期应用不方便。主要用于脑损伤或神经外科手术后尿崩症的治疗。

2.尿崩停粉剂:赖氨酸加压素是一种鼻腔喷雾剂,长期应用可引起慢性鼻炎而影响吸收。

鞣酸加压素注射液:又名长效尿崩停,注射一次可维持3～5d,注射前充分混匀,过量可引起水中毒。

3.1-脱氨-8-右旋精氨酸加压素(DDAVP或desmopressin):是一种人工合成的AVP类似物,如弥凝片(醋酸去氨加压素片)为天然精氨盐加压素的结构类似物。DDAVP增强了抗利尿作用,而缩血管作用只有AVP的1／400,抗利尿与升压作用之比为4000∶1,作用时间12～24h,是目前最理想的抗利尿剂,用量视病情确定。

二、其他抗利尿药物

1.氯磺丙脲:该药可刺激垂体释放AVP,并增强AVP的水吸收作用,可增加肾小管cAMP的生成,但对NDI无效。可引起严重低血糖,也可引起水中毒,应加注意。

2.氢氯噻嗪:可使尿量减少一半。其作用机制可能是由于尿中排钠增加,体内缺钠,肾近曲小管重吸收增加,到达远曲小管原尿减少,因而尿量减少。长期服用可引起缺钾、高尿酸血症等,应适当补充钾盐。

3.卡马西平:能刺激AVP释放,使尿量减少,但作用不及氯磺丙脲。

三、病因治疗

对于继发性尿崩症患者,应尽量治疗其原发病,如不能根治也可基于上述药物治疗。

四、其他治疗

1.中医中药治疗以补肾、滋阴、生津益气为主,佐以固肾,可用生脉散、知柏地黄丸或汤剂、缩泉丸(散)、桑螵蛸、熟地、黄芪、菟丝子、龙骨、牡蛎、萸肉、山药、杞子和甘草等。

2.饮食方面应限制钠盐、咖啡、茶类,并适当补充糖、蛋白质与多种维生素等。

第7章 抗利尿激素分泌失调综合征

概　述

ADH分泌失调综合征(syndrome of inappropriate secretion of ADH, SI-ADH)是由于某些治病因素,如慢性肺部疾患、肿瘤、中枢神经病变等引起ADH分泌过多,或ADH致病作用增强,低钠血症为其主要临床表现。

病因及发病机制

一、肺部疾患

为引起SIADH最常见的病因。如慢性支气管炎、肺结核、肺脓肿、肺曲菌病,重症哮喘、重症肺炎,均可产生异源性ADH。

二、恶性肿瘤

最常见的是肺癌,其他如胰腺癌、十二指肠癌、血液系统恶性肿瘤,胸腺癌等,也系异源系统ADH分泌。

三、颅脑疾患

外伤、手术、炎症、肿瘤、出血、血管炎等,当其影响了下丘脑-垂体后叶调节时,可能发生ADH分泌过多。

四、药物

可能为刺激ADH分泌或使ADH作用增强。如氯磺丙脲、甲苯磺丁脲、环磷酰胺、长春新碱、酰胺咪嗪、巴比妥类、吗啡、三环类抗抑郁药、全身麻醉药、噻嗪类利尿剂等。

五、剧烈疼痛

如创伤、术后疼痛等。多为刺激ADH分泌过多。

六、手术

手术后发生的原因与麻醉药及疼痛有关。二尖瓣分离术由于左心房压力骤降,影响容量感受器,可刺激ADH分泌。

七、特发性

病因不明。

病理生理

由于AVP释放过多,且不受正常调节机制所控制,肾远曲小管与集合管对水的重吸收增加,尿液不能稀释,游离水不能排出体外,如摄入水量过多,水分在体内潴留,细胞外液容量扩张,血液稀释,血清钠浓度与渗透压下降。同时,细胞内液也处于低渗状态,细胞肿胀,当影响脑细胞功能时,可出现神经系统症状。本综合征一般不出现水肿,因为当细胞外液容量扩张到一定程度,可抑制近曲小管对钠的重吸收,使尿钠排出增加,水分不致在体内滞留过多。加之容量扩张导致心钠肽释放增加,使尿钠排出进一步增加,因此,钠代谢处于负平衡状态,加重低钠血症与低渗血症。同时,容量扩张,肾小球滤过率增加,以及醛固酮分泌受到抑制,也增加尿钠的排出。由于AVP的持续分泌,虽然细胞外液已处于低渗状态,但尿渗透压仍高于血浆渗透压。

临床表现

一、原发病的表现

因病因不同其表现各异,但常由于原发病表现而忽略了SIADH的表现和诊断。

二、SIADH的表现

1.水代谢紊乱及低钠血症:由于ADH过多,又未限制水入量,出现低钠血症的水中毒。轻者(血钠<120mmol／L)乏力、纳差、头晕、恶心、嗜睡。重者(血钠<110mmol／L)表现出明显的神经系统异常,如肌无力、腱反射减弱或消失,精神症状。更严重出现脑水肿、颅内高压,可致延髓麻痹、抽搐、昏迷甚至死亡。

2.一般不发生水肿。因为虽然ADH增多,但心钠素分泌也增多,因此尿钠排出增多。另一方面ADH分泌增多,水吸收增多,但血容量扩张,可抑制肾近曲小管对钠、水的进一步吸收。

实验室检查

1.血钠常<130mmol／L,当<120mmol／L时常有中枢神经系统表现。

2.尿钠常>30mmol／L,可达80mmol／L～120mmol／L,或(尿钠+尿钾)>血钠。

3.血浆渗透症<270mOsm／L。

4.尿渗透压>血渗透压。

5.血氯降低,血二氧化碳结合力正常或偏低。

6.肾功能或肾上腺皮质功能正常。

7.血浆ADH升高。

诊断及鉴别诊断

依据有引起SIADH的病因,临床有难以用其他原因解释的明显低钠血症或水中毒表现,但无水肿。根据前述实验室检查可做出诊断。

临床应与下列疾病鉴别:

一、慢性心功能不全

有慢性心功能不全的病因和原发病表现,低血钠,尿钠不高,伴水肿等水钠潴留表现。

二、失代偿期肝硬化

有肝硬化及门脉高压表现,如腹水、侧支循环的形成、脾肿大。低血钠、尿钠不高,有水肿。

三、甲状腺功能减退症

黏液性水肿,低代谢等表现,如畏寒、纳差、思睡、便秘、心率慢。血甲状腺激素水平降低。

四、因中枢性原因引起者

血CRH及ACTH水平降低,皮质醇水平低,伴临床表现如疲乏、纳差、性功能减退、皮肤色素不加深。因肾上腺皮质病变引起者则血ACTH升高,皮质醇低,皮肤、黏膜色素沉着明显及其他肾上腺皮质功能减退的表现。

五、注意与失钠性低钠血症鉴别

见于严重腹泻、呕吐等消化液丢失,大量出汗,导致钠丢失过多,血钠降低伴脱水表现,且尿钠明显降低(＜10mmol／L)。

治 疗

一、限制入水量

每日600～800mL,为基本措施。轻者2～3d常可纠正血、尿钠异常。

二、去除病因

在可能的情况下尽快去除病因。

三、药物治疗

针对ADH分泌失调的药物,可能有一定效果。

1.地美环素(demeclocycline,又名去甲金霉素 demethylchlortetracycline),为四环素的衍生物,可抑制ADH对肾小球的作用,排出水分。用量0.3g,口服,2～4次／d。从小剂量开始,几天后可酌情加量。剂量大可使血BUN升高,停药后可降至正常。

2.碳酸锂:作用于地美环素相似,0.25～0.5g,口服,每日2～3次,注射其肾毒性。

3.肾上腺皮质激素:可抑制ADH的分泌。可给予泼尼松或地塞米松。注意补钾。

4.水中毒及严重低钠血症的处理

(1)静脉滴注3%～5%高渗氯化钠液体,按5～10mL／kg给予。可先给100mL,于1h左右输完。输入过程中应密切监测神志、心肺功能、血钠、尿量等,酌情调整输入速度。输入完毕后观察1～1.5h,根据病情可将余量分次补给。

(2)对抽搐、昏迷患者,在输注高渗盐水的同时,可静脉注射呋塞米(速尿)20～40mg,增加水排出,减轻脑水肿和心脏负荷。

(3)当血钠＞120mmol／L或血钠升高25mmol／L以上,且神经精神症状消失时应停止高渗氯化钠输入,否则会出现桥脑脱髓鞘、脑水肿、颅内高压等导致死亡。

(4)注意纠正其他电解质紊乱和血钾水平等。

第8章 甲状腺功能亢进症

概　述

甲状腺功能亢进症(hyperthyroidism)简称甲亢,是由多种病因导致甲状腺功能增强,分泌过多甲状腺激素(TH)所致的临床综合征。临床上以高代谢、精神神经兴奋、甲状腺肿大为特征。

分　类

一、甲状腺性甲亢

1.毒性弥漫性甲状腺肿(Graves病),是一种自身免疫性疾病,在甲亢中最为多见。

Graves病(简称GD),又称毒性弥漫性甲状腺肿、Basedow病、突眼性甲状腺肿等。约占甲亢的80%~90%。

2.多结节性甲状腺肿伴甲亢,又称毒性多结节性甲状腺肿(Plummer病)。多见于中老年,常在患结节性甲状腺肿后多年发生甲亢。

3.自主性高功能甲状腺结节或腺瘤。本病结节多为单个,也可多个,甲状腺扫描呈热结节,结节外组织摄碘受抑。

4.碘甲亢,与长期摄碘过多有关。甲状腺中度肿大,质地较硬,可有结节。甲状腺摄入 ^{131}I率降低,T4及rT3增高。

5.新生儿甲亢:有两种。

(1)母亲患Graves病,甲状腺刺激抗体(TSAb)经胎盘进入胎儿引起甲亢,故出生即有甲亢症状。随着TSAb的消失,甲亢也多在2~3个月后消失。

(2)出生后初生儿甲亢,可能与自身免疫有关,这种甲亢持续时间较长。

6.甲状腺滤泡癌:由于腺癌及转移癌分泌过多TH而引起甲亢,但本病少见。

二、垂体性甲亢

由于垂体分泌过多TSH引起,本病少见,不少病人同时有肢端肥大症和／或泌乳素增多。

三、异源TSH综合征

罕见,由绒毛膜上皮癌、葡萄胎、肺癌或消化道(胃、结肠、胰、直肠)癌分泌TSH样物质引起甲亢。也有人认为高浓度HCG中含有TSH样物质刺激甲状腺引起甲亢。

四、卵巢甲状腺肿(struma ovarii)

罕见,卵巢畸胎瘤肿含有甲状腺组织可引起甲亢。

五、甲状腺炎所致暂时性甲亢

1.亚急性甲状腺炎、放射性甲状腺炎,由于炎症使甲状腺滤泡结构破坏,TH入血增多而引起甲亢。

2.慢性淋巴细胞性甲状腺炎(桥本甲状腺炎)和Graves病有共同的自身免疫基础,在病程早期可表现为甲亢,又称桥本甲亢(Hashitoxicosis),后期可发生甲状腺功能减退(甲减)。

六、医源性(或人为性)甲亢

由于误食过多甲状腺激素所致。

在各种病因所致甲亢中,Graves病最多见,本章将重点叙述。

病因及发病机制

一、遗传因素

本病发生有明显的家族性倾向,其遗传方式尚不完全清楚,现认为可能为多基因遗传。

二、自身免疫系统功能异常

自1956年Adams和Purves发现GD患者血中存在一种能刺激甲状腺的物质(LATS)以来,以后又相继发现了许多同类物质。由于检测方法的不同,分别命名为人甲状腺刺激素(HTS)、LATS-保护物(LATS-P)、TSH置换活性物(TDA)、甲状腺刺激免疫球蛋白(TSI)或甲状腺刺激抗体(TSAb)等。这些物质其实质为TSH受体抗体(TRAb)。TRAb系B淋巴细胞产生一种异质性的特异性免疫球蛋白,是一种多克隆抗体,由于抗原决定簇的不同,与TSH受体结合的位点也就不同,在结合中以何种结合类占优势,这就形成了自身免疫性甲状腺疾病不同临床表现型,目前TRAb主要分为兴奋性和封闭性。兴奋性即甲状腺刺激性抗体(TRAb),或称甲状腺刺激免疫球蛋白(TSI);而封闭性即甲状腺阻断型抗体(TSBAb),抑制TSH与其受体结合,阻断TSH的作用,又称TSH结合抑制性免疫球蛋白(TBH)。TSAb是与TSH受体的氨基端结合,而TBH则与受体胞外羧基端结合。TSAb作用与TSH受体,模拟TSH样作用,使甲状腺激素合成与分泌增加导致甲亢。

此外,GD患者血中,还可检测到一种甲状腺生长免疫球蛋白(TGI)和甲状腺生长抑制免疫球蛋白(TGH),前者可使甲状腺肿大,后者可使甲状腺萎缩,其机制未明。

三、其他

近年来许多研究表明,细菌或病毒可能产生一种类TSH样物质,或感染因子,可导致自身免疫性甲状腺疾病的发生。如耶尔森肠炎菌(Yersinia enterocolitica),发现72%的GD患者血清中含有耶尔森肠炎菌抗体。

病理生理

甲状腺激素分泌过多的病理生理作用是多方面的,但其作用原理尚未完全阐明。以往认为过量的甲状腺激素作用于线粒体,对氧化磷酸化过程具有拆耦联的作用。以致氧化过程所产生的自由能,不能以ATP的形式贮存而消耗殆尽,故氧化率增加而能源供应不足,从而引起临床症状。近年发现,在甲亢患者中并无拆耦联的证据,相反,甲状腺激素可促进磷酸化,主要通过刺激细胞膜的Na^+-K^+-ATP酶(即Na^+-K^+泵),后者在维持细胞内外Na^+-K^+梯度的过程中,需要大量能量以促进Na^+的主动转移,以致ATP水解增多,从而促进线粒体氧化磷酸化反应,结果氧耗和产热均增加。甲状腺激素的作用虽是多方面的,但主要在于促进蛋白质的合成,促进产热作用,以及与儿茶酚胺具有相互促进作用,从而影响各种代谢和脏器的功能。如甲状腺激素增加基础代谢率,加速多种营养物质的消耗,肌肉也易消耗。甲状腺激素和儿茶酚胺的协同作用加强后者在神经、心血管和胃肠道等脏器的兴奋和刺激。此外,甲状腺激素对肝脏、心肌和肠道也有直接刺激作用。非浸润性突眼可能由交感神经兴奋性增高所致,浸润性突眼则原因不明,可能和自身免疫有关(甲状腺球蛋白-抗甲状腺球蛋白免疫复合物和球外肌肉结合后,引起肌肉病变),球后组织淋巴细胞浸润,以及血中存在突眼抗体为这一说法的有力佐证。

临床表现

本病女性多见，男女之比为1:4～6，各年龄均可发病，以20～40岁妇女多见，多数起病较慢，少数患者可在精神创伤、感染等应激后急性起病。

一、T3、T4分泌过多症群

1.高代谢症群：患者怕热，多汗，皮肤、手掌、面、颈、腋下皮肤红润多汗。常有低热，发生危象时可出现高热，患者常有心动过速、心悸、食欲亢进，但体重下降，疲乏无力。

2.精神神经系统：患者易激动，精神过敏，舌和双手平举向前伸出时有细震颤，多言多动、失眠紧张、思想不集中、焦虑烦躁、多猜疑等，有时出现幻觉，有躁狂者，但也有寡言抑郁者，患者腱反射活跃，反射时间缩短。

3.心血管系统：常感心悸、气促、稍活动即明显加剧。重症者常有心律不齐，心脏扩大，心力衰竭等严重表现。

4.消化系统：食欲亢进，体重却明显下降，两者伴随常提示本病或糖尿病的可能。过多甲状腺素可兴奋肠蠕动，以致大便次数增多，有时因脂肪吸收不良而呈脂肪痢，甲状腺激素对肝脏也可有直接毒性作用，致肝肿大等。

5.肌肉骨骼系统：常有乏力及肌萎缩，重者累及肩胛、骨盆带近躯体及手部大小鱼际肌。少数患者指端粗厚呈杵状。甲亢严重及久病者，可发生骨钙丢失而致骨质疏松。

6.生殖内分泌系统：女性患者常有月经减少，周期延长，甚至闭经，但部分患者仍能妊娠、生育。男性多阳痿，偶见乳房发育。

7.造血系统：本病周围血液中白细胞总数偏低，淋巴细胞百分比和绝对值及单核细胞增多，血小板寿命也较短，有时可出现紫癜症，由于消耗增加营养不良和铁的利用障碍，偶可引起贫血。

二、甲状腺肿大

多数患者以甲状腺肿大为主诉。呈弥漫性对称性肿大，质软，吞咽时上下移动，少数患者的甲状腺肿大不对称、或肿大明显。由于甲状腺的血流量增多，故在上下叶外侧可闻及血管杂音和扪及震颤，尤以腺体上部较明显。

三、眼征

GD患者常伴突眼，两侧对称或不对称，按突眼性质，可分为良性（非浸润性）和恶性（浸润性）突眼两类。

1.良性突眼，占大多数。一般属对称性，有时一侧突眼先于另一侧。主要因交感神经兴奋眼外肌群和上睑肌（Miiller肌）张力增高所致。

眼征有以下几种：

(1)眼裂增宽(Darymple征),少瞬和凝视(Stellwag征)。

(2)眼球内侧聚合不能或欠佳(Mobius征)。

(3)眼向下看时,上眼睑因后缩而不能跟随眼球下落(VonGraefe征)。

(4)眼向上看时,前额皮不能皱起(Joffroy征)。

2.浸润性突眼:又称内分泌性突眼、眼肌麻痹性突眼症或恶性突眼,较少见病情较严重,可见于甲亢不明显或无高代谢症的患者中,主要由于眼外肌和球后组织体积增加、淋巴细胞浸润和水肿所致。

实验室检查

1.血清甲状腺激素测定,血清T3(TT3、FT3)、T4(TT4、FT4)及rT3增高。

2.促甲状腺激素(TSH)测定,降低。

3.甲状腺摄^{131}I率增高,且高峰前移,诊断甲亢的符合率达90%。

4.三碘甲状腺原氨酸抑制试验(T3抑制试验),主要用于甲亢与单纯性甲状腺肿的鉴别。

5.促甲状腺激素释放激素(TRH)兴奋试验,注射TRH后,TSH不增加。

6.甲状腺放射性核素显像,用以了解甲状腺形态、大小有无结节及结节性质。

7.甲状腺刺激性抗体(TRAb或TSAb)、甲状腺球蛋白抗体(TGA)及甲状腺微粒体抗体(TMA)测定,GD患者血中TRAb阳性检出率高达80%～95%,对本病诊断、鉴别诊断、疗效及预后估计均有重要意义。GD患者TGA、TMA可轻度增高。

甲亢的特殊表现

一、甲状腺危象

甲亢在病情没有被控制的情况下,由于一些应激的激发因素,使甲亢病情突然加重,出现了严重的危及患者健康和生命的状态,是甲状腺毒症病情的极度增重并危及患者生命的严重合并症,本病不常见,但病死率很高。

二、甲亢性心脏病(甲心病)

约占甲亢的10%～20%,多见于40岁以上患者。

临床表现床表现为:

1.心律失常:甲亢时心律失常最常见,包括窦性心动过速、房性期前收缩、阵发性心动过速、心室扑动、心房纤颤,其中最常见者为房颤。

2.心脏增大:久而未治的甲亢可引起突出的心脏形状改变,包括心房或心室扩大、心脏重量增加、心肌细胞肥大、心肌纤维间隙增宽，这些改变在甲状腺功能恢复正常后可以改善或逆转。

3. 心衰：据报道，甲亢患者充血性心衰的发生率大约6%，年龄大于60岁，病程长者更易发生。

4. 心绞痛和心肌梗死：甲亢性心脏病发生心绞痛较少，多为冠状动脉供血相对不足，以胸前或胸部沉重感多见，心肌梗死者不多见，与冠脉痉挛、微循环障碍和血液流变学异常有关。

三、淡漠型甲亢

淡漠型甲亢是甲状腺功能亢进中的一个特殊类型，多见于老年患者，临床表现为食欲不振、恶心、畏寒、皮肤干燥，神情淡漠抑郁，对周围事物漠不关心；精神思维活动迟钝，同时回答问题迟缓，有时注意力难以集中，懒动少语；心悸者为多见，常伴有心脏扩大、充血性心力衰竭、心房纤颤，眼球凹陷，双目呆滞无神，甚或有眼睑下垂。

四、T3型(或T4型)甲亢

主要特征为血清总T3(TT3)及游离T3(FT3)增高，而总T4(TT4)及游离T4(FT4)正常，甲状腺吸碘率正常或偏高，不被外源性T3抑制。如果病人只有T4增高，而T3水平正常，又称T4型甲亢。T3型(或T4型)甲亢，其临床表现与一般甲亢相同，但症状较轻。

五、甲亢伴肌病

1. 甲亢慢性肌病，本病多数为中年男性，起病缓慢，早期最多累及近端肌群和肩、髋肌群，其次是远端肌群，进行性肌无力，消瘦，甚至萎缩。病变涉及的部位以手部大小鱼际、肩胛肌、骨盆肌、臀肌较为明显，甚可影响全身肌肉，以致患者出现站立、蹲位起立、走路、登楼、提物等均感到困难，可见肌纤维颤动，肌电图示非特异性肌病改变，血尿肌酸增高。肌病的严重程度大多数与甲亢的严重程度呈平行关系，甲亢控制后，肌病即好转。

2. 周期性麻痹，常在夜间发作，严重者可发生呼吸肌麻痹，多见于男性青壮年病人，病因不明。发作时血钾降低，但尿钾不多，可能是TH增进Na^+-K^+-ATP酶活性，使血钾向组织细胞内转移有关。

3. GD伴发重症肌无力，表现为眼睑下垂、眼肌活动障碍，面肌无力，咀嚼、吞咽、说话等功能障碍。

六、胫前局限性黏液性水肿

表现为胫前局部皮肤增厚、变硬，早期发红，以后呈皮革或桔皮样，有褐色色素沉着。此种病变也可见于踝关节、足背、手背等处。

七、妊娠期甲亢

妊娠甲亢患者，其高代谢症状较正常孕妇明显。甲状腺肿大，常伴有震颤及血管杂音。血清TT3、TT4、FT3、FT4均增高,必要时可测血清TRAb或TSI。不应做摄^{131}I率检查,因为放射性碘可损害胎儿甲状腺功能。

诊断与鉴别诊断

一、诊断

典型GD患者,常有甲状腺激素过多的症状,甲状腺肿大(特别是伴有震颤及血管杂音者)及突眼,辅以甲状腺功能检查即可确诊。对结果可疑者,可作TRH兴奋试验或T3抑制试验协助诊断。诊断时,要警惕症状轻、甲状腺肿大不明显或无肿大、无突眼,仅以个别症状或系统为表现的不典型甲亢。

二、鉴别诊断

1.单纯性甲状腺肿本症无甲亢症状,甲状腺^{131}I率增高,但无高峰前移。T3抑制试验可被抑制。血清T3、T4正常或T3偏高,TSH正常或偏高,TRH兴奋试验呈正常反应。

2.神经官能症常表现为心悸、脉速、失眠、焦虑不安等,有时可与甲亢相混淆,但神经官能症患者甲状腺功能检查正常。

3.嗜铬细胞瘤本病高代谢症状可比较明显,但无甲状腺肿大或眼征,甲状腺功能检查正常。

4.其他有消瘦、低热、腹泻、心律失常者,应与结核、风湿热、癌肿、慢性肠炎、心肌炎、冠心病等相鉴别。

治　疗

目前对甲亢的治疗除合理地安排病人的休息及饮食外,有抑制甲状腺激素生成药物、放射性碘治疗及外科手术治疗三种。

一、抑制甲状腺激素生成药物

1.适应证:

(1)病情较轻、甲状腺较小者。

(2)青少年甲亢或年龄在20岁以下者。

(3)妊娠期甲亢。

(4)年迈体弱或合并严重心、肝、肾等疾病不宜于手术者。

(5)有放射性碘治疗禁忌证者。

(6)术前准备。

(7)甲状腺次全切除后复发而又不宜用 [131]I 治疗者。

(8)作为放射性 [131]I 治疗的辅助治疗。

(9)有条件、有信心长期坚持服药者。

2.药物种类:

(1)硫脲类:包括甲基硫氧嘧啶(Methylthiouracil,MTU)和丙基硫氧嘧啶(Propylthiouracil,PTU);

(2)咪唑类:包括甲硫咪唑(Methimazole,MMI),即他巴唑(Tapazole)和卡比马唑(Carbirnawie,CMZ),又称甲亢平。

其作用机制:①抑制甲状腺过氧化物酶活性及活性碘的形成;②抑制酪氨酸碘化;③抑制二碘酪氨酸及单碘酪氨酸偶联形成T3和T4;④免疫抑制作用,使血循环中TRAb或TSI下降。⑤PTU尚可抑制T4在周围组织中转变为T3。

3.剂量与疗程:治疗可分为控制症状、减量调节及巩固维持三阶段。开始PTU或MTU 300～400mg／d,或MMI或CMZ 30～40mg／d,分2～3次口服,至症状缓解或TT3、TT4、FT3、FT4恢复正常时即可减量。大约4～8周。减量阶段,每2～4周减PTU 50～100mg,MM或CMZ 5～10mg。在此期间,要探索出适合每一病例最佳维持量,一般PTU 50～100mg／d,MM或CMZ 5～10mg／d,力求保持无甲亢或甲减症状、甲状腺激素及TSH测定值正常。巩固维持阶段需1.5～2年以上。

4.副作用:

(1)皮疹,见于部分患者,但一般不严重,2～3周可自行消失,或用扑尔敏、息斯敏等抗过敏药物后消失。有时改换为另一种制剂后消失。严重病例应停药观察,避免发生剥脱性皮炎。

(2)白细胞减少,严重者可发生粒细胞缺乏症。白细胞减少多在用药后1～3个月内发生,也可见于任何时间。如果白细胞总数低于$3.0 \times 10^9／L$或中性粒细胞低于$1.5 \times 10^9／L$,,应考虑停药观察,同时应给予升白细胞药物。若中性粒细胞低于$1.0 \times 10^9／L$,伴有发热、咽痛,必须立即停药,并按急性粒细胞缺乏症进行处理或抢救。

(3)药物性甲状腺功能减退症,患者服药过量,轻者症状不明显,重者纳差、腹部饱胀、怕冷、浮肿、体重迅速增加,肤色腊黄,甲状腺可比前更大、眼胀等。血清甲状腺激素测定,通常是TT4先下降,其后TT3、FT4、FT3相继下降,但TSH往往不高,在持续一段时间后才上升。因此,在甲亢治疗中,TSH不能作为反映药物性甲减的敏感指标,而TT4、TT3、FT4相对更敏感。

(4)偶尔可见中毒性肝炎、药物性黄疸及关节疼痛等,一般经停药后给适当处理均可恢复正常。

5.疗效与预后:此类药物对绝大多数患者均有效,但停药后的缓解或复发率差

异甚大,其影响因素有:

(1)与疗程长短有关,疗程≤6个月,缓解率为40%左右。疗程>1年,缓解率约40%～60%。复发多在停药后3个月至1年内发生,疗程越短、复发越早。

(2)甲状腺较大,治疗中甲状腺不缩小及血管杂音继续存在者不易长期缓解。

(3)治疗结束时,T3抑制试验能被抑制,或TRH兴奋试验恢复正常者,长期缓解率较高。

(4)治疗中,血清TRAb浓度显著下降或阴转者长期缓解的可能性较大。

6.治疗期中的合并用药:

(1)β-受体阻滞剂:在甲亢治疗的初期,对症状重、焦虑不安、心悸、震颤、心动过速明显者,可加用此类药物,待症状改善,心率降至100bpm以下时即可停用。可选用:①普萘洛尔(心得安)10～20mg,每日3～4次。哮喘、有心力衰竭者禁用。②选择性β$_1$-受体阻滞剂,比索洛尔(康心片)5mg,每日1～2次,或美托洛尔(倍他乐克)12.5～25mg,每日1～2次,或阿替洛尔(氨酰心安)25mg,每日1～2次。

(2)甲状腺激素制剂:常用干甲状腺片,每日20～80mg,或左旋甲状腺素(L-thyroxine),每日50～150μg。一般于甲亢症状控制后,或进入维持治疗阶段加用。其目的既为了避免发生药物性甲减,也可避免甲状腺进一步肿大或突然加重。此外,新近的研究认为,加用甲状腺激素制剂可抑制体内免疫反应,降低TRAb,或TSI,提高缓解率。

二、放射性[131]I治疗

利用甲状腺的聚碘功能,将[131]I浓集于甲状腺内,并放射出射程很短(约2mm)的β射线,破坏腺泡上皮细胞,使甲状腺激素的生成及分泌减少、甲状腺内淋巴细胞产生抗体减少而发挥治疗作用。

1.适应证:

(1)中度甲亢,年龄在30岁以上,但可根据具体情况适当放宽。

(2)对抑制甲状腺激素生成的药物过敏,或不良反应而不能继续用药者,或经正规治疗效果不佳,或停药后复发者。

(3)适合甲状腺次全切除但病人不愿接受手术治疗,或手术后复发者。

(4)合并心、肝、肾等疾病不宜手术者。

(5)甲亢系由自主性高功能性甲状腺腺瘤或结节所致者。

2.禁忌证:

(1)妊娠及哺乳期甲亢患者。

(2)有严重心、肝、肾等功能不全,或活动期肺结核者。

(3)白细胞低于3.0×10^9／L或中性粒细胞低于1.5×10^9／L者。

(4)有碘过敏或曾用大量碘而目前甲状腺暂不摄碘者。

(5)严重浸润性突眼及甲状腺危象患者。

3.剂量与疗效:首先应作甲状腺吸^{131}I率及甲状腺扫描,计算出甲状腺重量(g),并根据最高摄^{131}I率,计算出需要药物剂量。因甲状腺的病理改变和个体对^{131}I的敏感性有差异,因此,计算出的剂量仅可作参考。应根据病人具体情况做出比较精确的估计,才能达到较满意的治疗效果,并减少后期永久性甲减的发生。

4.注意事项:

(1)甲亢症状严重的病例,应先用抑制甲状腺激素生成药物治疗,待症状减轻后才能做^{131}I治疗,以防止危象发生。

(2)服^{131}I后,一般要3～4周才能渐见效,3个月达到疗效高峰,如果6个月未见疗效者,应考虑再次治疗。

(3)服^{131}I后7～10天,部分病人因放射性甲状腺炎,致血循环中甲状腺激素可能增高而使甲亢症状加重,甚至发生危象。故病人应卧床休息,并给予β-受体阻滞剂,如普萘洛尔(心得安)、比索洛尔(康心片)等药物治疗。如发生危象,应按危象处理。

(4)服^{131}I 1～2周,可发生暂时性放射性反应,如头昏、乏力、食欲不振、甚至恶心、呕吐、皮疹、皮肤瘙痒、颈部压迫感等,经数天后可自行消失。

(5)并发症:主要是永久性甲状腺功能减退,国内报告1年发生率为4.85%～5.4%,其后每年递增1%～2%,较国外报告的10年后甲减发生率30%～50%为低。至于是否导致突眼加重及致癌等,则意见不一。

三、手术治疗

甲状腺次全切除术,缓解率高,可达90%以上。

1.适应证:

(1)中度或重度甲亢、甲状腺肿大明显,长期服药效果不佳,或停药后复发,或不愿长期服药者。

(2)甲状腺巨大、有压迫症状者。

(3)胸骨后甲状腺肿伴甲亢者。

(4)结节性甲状腺肿伴甲亢。

(5)适合^{131}I治疗但又对碘过敏或条件受限者。

2.禁忌证:

(1)重度浸润性突眼。

(2)有严重心、肝、肾、肺等合并症,或全身情况差而不能耐受手术者。

(3)妊娠早期及晚期。

3.术前准备:先用抑制甲状腺激素生成药物治疗,待临床症状消失,脉率下降至80bpm左右,血清TT3、TT4、FT3、FT4恢复正常。然后加服复方碘液(Lugol液)5～15滴,一日3次,一般2～3周可使甲状腺质地变硬、血管杂音减轻或消失,即可进行手术,其目的是减少术中出血。

4.并发症:

(1)创口出血。

(2)伤口感染。

(3)术前准备不足时,可能于术中或术后诱发危象。

(4)喉上与喉返神经损伤,可致声音嘶哑。

(5)甲状旁腺损伤可引起暂时或永久性甲状旁腺功能减退。

(6)术后甲减,发生率约为10%～15%。

(7)术后甲亢复发。

(8)突眼可能恶化。

四、甲状腺功能亢进性心脏病(甲心病)的治疗

甲心病常表现为心脏扩大、各种心律失常及心力衰竭,个别病人还表现为心绞痛、心肌梗塞。一般通过抑制甲状腺激素生成药物治疗,甲亢控制后大多能恢复正常。但当心律紊乱、心力衰竭危及病人生命时,在给予治疗甲亢药物的同时,应根据心律紊乱、心力衰竭的性质采取针对性措施。甲心病的处理与其他心脏病并无不同,唯前者处理更难,因为甲亢时的高代谢、代谢转换率快,抗心律失常药物及强心剂的剂量较难掌握,剂量过小不易达到目的,剂量过大,易发生中毒反应。利血平、胍乙啶可改善躁动和降低心率,但应注意体位性低血压,普萘洛尔对心动过速、震颤、焦虑等有较好的作用,但具有负性肌力作用,故心力衰竭时应慎用或不用。

五、妊娠期甲亢的治疗

通常妊娠不会加重甲亢,一般不必中止妊娠。但应注意以下事项:

1.自妊娠12～14周起,胎儿甲状腺有聚碘功能,故 ^{131}I 治疗应禁用。

2.抑制甲状腺激素生成药物,是妊娠期甲亢最常采用的治疗方式,但剂量不宜过大,宜选用PTU,开始可用50～100mg,每日3次,一旦症状控制,尽快减至维持量,维持甲状腺功能在稍高于正常人水平,孕妇对轻度甲亢有较好的耐受性。要避免治疗过度,导致母亲及胎儿甲减,或胎儿甲状腺肿。

3.普萘洛尔可使子官持续收缩,致胎盘较小及胎儿发育不良、心动过缓、早产及新生儿呼吸抑制等,妊娠期慎用或不用。

4.抑制甲状腺激素生成药物,不仅可透过胎盘,而且可以从乳汁中分泌,因此产后服药者不宜哺乳。如果一定要哺乳,宜选用小量PTU,因为PTU从乳汁中排出比其他硫脲类药相对较少。

5.妊娠期一般不宜作甲状腺次全切除。如果必须手术治疗,宜在妊娠中期施行。

6.妊娠期甲亢或已缓解的Graves甲亢,产后数月内易复发,应予注意。

六、胫前黏液性水肿的治疗

可用地塞米松或得宝松作多点局部注射,对早期病变效果好,或用倍他米松软

膏等局部应用也有效,但停药可复发。对严重及病程较长的病例,其局部组织增生纤维化较明显者,上述治疗难奏效。

七、其他少见甲亢类型的治疗

T3型甲亢与一般Graves甲亢治疗相同。儿童甲亢首选药物治疗,疗程宜长,如果掌握恰当,不会影响生长发育,预后较好。对甲亢伴低钾性周期性麻痹者,应补钾治疗。对GD合并重症肌无力,应加用美斯的明(溴吡斯的明)等。此外,GD还可与其他自身免疫性疾病合并存在,如系统性红斑狼疮、艾迪森病等,应避免漏诊或误诊、延误诊治。

甲亢危象

甲状腺功能亢进危象(thyrotoxiccrisis)简称甲亢危象,是由于甲亢未得到及时诊治,或原有甲亢未得到控制的基础上,因感染、创伤等应激而导致病情急剧恶化、危及病人生命的一种紧急状态。若不及时抢救,病死率高。

一、诱因和发病机制

1.诱因:

(1)甲亢未得到及时诊治,或治疗不正规。

(2)在上述基础上如发生急性感染、精神创伤、过度劳累、紧张、妊娠分娩,中断药物治疗、或在术前准备不充分的条件下进行手术(包括甲状腺次全切除术),以及重症甲亢未得到适当控制而进行^{131}I治疗等。

2.发病机制:

(1)大量甲状腺激素释放入血,使病情急剧恶化。

(2)在应激状态下,甲状腺激素可增加儿茶酚胺效应,故可出现对儿茶酚胺反应过强的症状。

(3)在强烈的应激状态下,肾上腺皮质功能相对不足,致病人的耐受能力降低。

由于上述诱因及机制,导致了危象的发生。

二、临床表现

1.危象前期原有甲亢的症状加重。

(1)全身性症状:严重乏力、烦躁、发热、多汗、体重明显减轻,体温可达39℃。

(2)心血管系统:心悸、气促、心率加快、常达120bpm以上,可有心律不齐、心脏扩大等。

(3)消化系统:食欲减退、恶心、腹泻、肝功能异常等。

淡漠型甲亢患者常无烦躁不安、畏热、多汗等症状,而表现为神情淡漠、嗜睡、乏力加重等,易被漏诊或误诊。

2.危象期甲亢危象前期的症状进一步加重。

(1)高热,体温高达39～40℃,极度烦躁不安、大汗淋漓、皮肤潮红、继而脱水、汗闭、苍白、甚至休克。

(2)心动过速,心率可达140～160bpm,常有心律紊乱,如早搏、心房颤动、心房扑动、房室传导阻滞等,严重者可发生心室颤动,也可发生心力衰竭、肺水肿等。

(3)恶心、呕吐、腹泻,甚至黄疸。

(4)极度烦躁不安、继而嗜睡、昏迷。有的病人尚可出现吞咽困难、延髓麻痹等。

淡漠型甲亢危象患者则与此相反,表情淡漠、呆滞、虚弱、无力、嗜睡、反射减退、极度消瘦、体温低、心率慢、脉压小,最后陷入昏迷。

三、实验室检查

1.血清TT3、TT4、FT3、FT4、rT3均显著增高,TSH降低。

2.白细胞总数可升高,淋巴细胞绝对值及百分比增高。伴感染时,中性粒细胞增多。部分病人白细胞总数可降低。

3.有呕吐、腹泻者、血清钠、钾、氯可降低。严重脱水、休克者,可能有酸碱失衡。

4.肝功能可有异常,血清胆红素及转氨酶可升高。

5.心电图有助于明确心律失常性质。

四、诊断和鉴别诊断

1.诊断:甲亢危象的诊断主要靠病史及查体。应了解有无甲亢病史,是否治疗或治疗是否正规,以及诱发因素,如感染、创伤、劳累、紧张、妊娠分娩、手术及 [131]I治疗等。

2.鉴别诊断:

(1)感染:特别是急性严重感染性疾病,如败血症等,也可有类似甲亢危象的表现,但无甲亢病史及体征。甲状腺功能检查,血清T3、T4正常或偏低(特别是合并低T3或低T3、低T4综合征者),TSH正常。

(2)嗜铬细胞瘤危象:嗜铬细胞瘤可表现为畏热、多汗、消瘦、心动过速、震颤等。危象时,也可表现为烦躁不安、大汗淋漓、心力衰竭、休克等,有时可与甲亢危象相混淆。但嗜铬细胞瘤患者常有头痛、高血压、伴视力减退(眼底出血),甚至肾功损害,尿VMA定性阳性,血儿茶酚胺明显增高,而血清T3、T4正常,CT或MRI检查可发现肾上腺包块或异位嗜铬细胞瘤。

(3)尚需与糖尿病酮症酸中毒、非酮性高渗性糖尿病昏迷等相鉴别。

五、防治

1.预防:

(1)避免精神刺激及过度劳累。

(2)对较重的甲亢患者,尤其对病史较久及老年患者应及时、正规地进行治疗,不可任意停药。

(3)发生感染时,应及时控制。

(4)检查甲状腺时,动作应轻柔,不可用力挤压。

(5)甲状腺手术时,术前要用抗甲状腺药物,做好充分准备,待甲亢症状消失、血清T3、T4正常方能手术。手术过程中力求操作轻柔、细致。

(6)对较重的甲亢患者在用^{131}I治疗前,应先用抗甲状腺药物控制,待病情改善后,再行^{131}I治疗。

2.治疗:

(1)一般紧急处理:①保持呼吸道通畅、吸氧,昏迷者应安置胃管,进行心电监护。②立即补液,可先静脉滴注5%葡萄糖生理盐水,并根据电解质、血糖水平及脱水的程度调整输液的种类与量。③如果在补液扩容后仍有低血压,可酌情使用升压药。④有心力衰竭者,应予强心、利尿,并注意输液速度及补液量。对有较严重心律紊乱者,应根据心律紊乱的性质采取相应的治疗措施。

(2)抑制甲状腺激素的合成与释放:①首选丙基硫氧嘧啶(PTU),首剂400~600mg,口服或经胃管注入,以后200mg,1次/6h。如无PTU,可用他巴唑,首次40~60mg,以后20mg,1次/6h。病情缓解后即减至常用剂量。②阻止甲状腺激素释放入血,以降低血循环中甲状腺激素水平。用PTU或他巴唑,1~2h后,用碘化钠0.5~1.0g,加于5%葡萄糖生理盐水中静脉滴注,每8~12h 1次,或用复方碘液,首剂30滴,用适量温开水稀释后口服,或经胃管注入,以后每4~6h给15~30滴。危象解除或3~5天后停用。

(3)阻断甲状腺激素的儿茶酚胺效应:常用制剂有β-受体阻滞剂、利血平、胍乙啶等。有明显抗焦虑、抗震颤和降低心率的作用。

β-受体阻滞剂:常用普萘洛尔(心得安)20~60mg,口服或经胃管注入,每4~6h 1次,或1.0mg加于40mL葡萄糖液中缓慢静脉注射,若病情需要,可间歇给3~5次。但应注意有哮喘、心衰及心脏传导阻滞者禁用。其他选择性β-受体阻滞剂,其作用时间长、副作用较小。可选用比索洛尔(康心片)10mg,口服,每日1~2次,或美托洛尔(倍他乐克)25~50mg,每日1~2次。

利血平:可使交感神经介质减少或耗竭,有明显安定、降压和降心率作用。适用于心率过快,或因心脏高输出量引起心衰的甲亢危象患者。可用利血平1.0mg,肌注,每4~6h 1次,或胍乙啶20mg,口服或经胃管注入,每日3~4次。

(4)肾上腺皮质激素:既可纠正因甲亢引起的肾上腺皮质功能相对不足,提高机体在危急状态下的耐受能力,又抑制T4转变为生物活性更强的T3。常用氢化可的松300~500mg/d,分次静脉滴注,或用地塞米松5~10mg静脉推注,每4~6h 1次。

(5)迅速减少血循环中甲状腺激素的紧急措施:在有条件的医院,若病情需要,或经上述治疗2～3d效果不佳者,可采用血液透析或腹膜透析法,以去除血中过量的甲状腺激素,以迅速缓解危象状态。也可用血浆置换法或换血疗法。

(6)对症处理、保护机体脏器功能。①积极处理高热:可用酒精擦澡,或用冰帽,于腋部、腹股沟放置冰袋,或冰生理盐水灌肠。②人工冬眠:适用于高热、躁动不安患者,既可镇静,又可降温。可给予人工冬眠合剂Ⅰ号或Ⅱ号静脉滴注。首剂可给全剂量,以后每4～6h给半剂量静脉滴注或肌注,使体温维持在35℃左右,待病情稳定后即可停用,应用人工冬眠时,应加强护理,防止呼吸抑制。③补充维生素,特别是B族维生素。

(7)去除诱因有感染者,应根据感染的性质,给予适当的抗生素治疗。

第9章 甲状腺功能减退症

概 述

甲状腺功能减退症(hypothyroidism)简称甲减,是由多种原因引起的甲状腺激素合成、分泌或生物效应不足所致的内分泌疾病。甲减可分为原发性与继发性两大类。前者约占90%以上,是由先天性或获得性的某些原因使甲状腺组织发育不良、破坏、萎缩、酶代谢障碍等引起甲状腺激素分泌不足,后者系继发于垂体或下丘脑病变而致甲状腺分泌功能低下。

临床上一般按甲减发病年龄迟早分为三型:起病于胎儿或新生儿者称呆小病,起病于儿童者称幼年型甲减,起病于成年者称成年型甲减。

病 因

一、呆小症(克汀病)

多见于地方性甲状腺肿流行区。母亲由于缺碘患这种病后,供应胎儿的碘不足,致胎儿期甲状腺激素合成不足,或甲状腺激素合成障碍而致甲减。

二、成人甲减

1.可由甲状腺炎、甲状腺手术切除后或放射性碘治疗后、甲状腺癌晚期、抗甲状腺药物过量、摄入碘化物过多,颈外照射引起。

2.垂体或下丘脑病变引起的TRH或TSH分泌不足,致甲状腺激素不足。

3.末梢性(周围性)甲减由于血中存在甲状腺结合抗体,导致甲状腺激素不能发挥正常生物效应或甲状腺激素受体数目减少,受体对甲状腺激素的敏感性降低。

三、幼年性甲减

幼年性甲减的病因与成年人甲减相同。

病理生理

1.黏液性水肿含透明质酸、黏蛋白、黏多糖的液体在组织内浸润,在皮下浸润致使皮肤肿胀,表皮萎缩、角化;肌纤维的浸润引起骨骼肌及心肌退行性变,以致坏死。

2.甲状腺由于病因的不同,甲状腺可以萎缩或肿大。甲状腺缩小者甲状腺滤泡及胶质部分或全部消失,出现致密透明样的纤维组织。甲状腺肿大者,早期可见甲状腺滤泡细胞增生、肥大,胶质减少或消失;久病者甲状腺呈结节状,滤泡上皮细胞呈扁平状,滤泡内充满胶质。

3.垂体的病理因病因不同而不同。原发性甲减者由于甲状腺激素分泌减少,对垂体TSH细胞的反馈抑制作用减弱,TSH细胞增生使腺垂体增大,甚至呈结节状增生,MRI或CT检查示垂体增大,有时误诊为垂体肿瘤。继发性甲减者垂体有相应表现如垂体肿瘤、垂体坏死、萎缩等。

临床表现

一、主要症状

1.畏寒、软弱无力、少汗、动作缓慢、少言、懒动、自感肢体僵硬、嗜睡、鼾声、记忆力减退、思想不集中、反应迟钝,偶有精神失常,如抑郁、痴呆、木僵等。

2.体重增加,面部及四肢肿胀。

3.皮肤逐渐变干、粗,毛发脱落。

4.食欲不振,腹胀,便秘。

5.心慌、气短,偶有心前区疼痛或压迫感。

6.耳鸣,听力减退,发音嘶哑。

7.四肢、肩背肌肉及关节疼痛,手足不灵活。

8.女性月经量增多或紊乱,部分患者可有溢乳;男性阳痿,两性性欲皆减退。

二、体征

1.体温常偏低,肢体冷。

2.皮肤干燥粗厚、脱屑,毛发干、稀,缺乏光泽,手掌足底常呈姜黄色。

3.面部呈姜黄色或苍白、肿胀,但压之无凹陷,鼻宽、唇厚、舌肥大,言语不清,声调低沉。

4.幼年发病者呈发育不良,矮小侏儒体型,上半身长度超过下半身,身高超过指距,智力低下或呈痴呆状。青春期发病者,生长缓慢,青春期延迟。

5.小婴儿除上述表现外,头颅较大,额宽而发际低,鼻梁塌陷,舌大常突出口外,前囟相对较大,出牙、换牙迟,齿龄与实际年龄不符,颈短,腹部松弛膨出,行走时蹒跚呈鸭步。

6.甲状腺多数扪不到,少数可扪及肿大明显,质较硬。

7.脉搏常缓慢,血压偏低,心界可全面扩大,心音低钝、偶有心律不齐,重症者可有心包积液。

8.腹部膨隆胀气,严重者可出现麻痹性肠梗阻或钻液性水肿巨结肠,也可有少量至大量腹水。

9.四肢可有非凹陷性水肿,当有严重贫血、心衰、肾功能不全时也可出现凹陷性水肿,跟踺反射舒张期延缓。

10.肌力正常或减退,少数可有肌僵硬,也可有关节腔积液。

11.严重甲减可出现昏迷,反射消失,体温可低至35℃以下,呼吸浅慢,脉缓无力,血压明显降低。

实验室检查

1.血清TT4和FT4降低早于TT3和FT3,rT3降低。

2.TSH升高为原发性甲减早期表现;TSH降低提示下丘脑或垂体性甲减。

3.TRH兴奋试验:基础TSH水平低,TRH兴奋后,血清TSH无反应者提示垂体性甲减;延迟升高者为下丘脑性甲减。

4.如血清T3、T4增高,TSH基础值正常或TRIG兴奋试验反应正常或增高,临床无甲亢而有甲减表现,提示为外周甲状腺激素受体抵抗性甲减。

5.甲状腺微粒体抗体、甲状腺球蛋白抗体明显增高者多属自身免疫性甲状腺疾病所致的原发性甲减。

6.原发性甲减患者血清泌乳素可能增高。

7.甲状腺摄[131]I率降低,但先天性甲减,由于酶的缺陷致碘的有机化发生障碍,则摄[131]I率增高。

8.血清胆固醇、低密度脂蛋白可增高。

9.血尿酸可增高,尿酸清除率降低。

10.血糖常偏低,糖耐量曲线低平。

11.血肌酸磷酸激酶、乳酸脱氢酶都可升高。

12.甲减时可发生各种类型的贫血,亦可发生凝血异常而有出血。

13.X线检查胸部检查:可有心脏扩大、心包积液或胸腔积液。呆小病及未成年患者应摄骨片,了解骨龄。原发性甲减可有蝶鞍扩大,对病情重者,应作颅骨照片。

14.心电图常见的改变为低电压、T波低平或倒置。超声心动图可显示心肌肥厚或心包积液。

诊断和鉴别诊断

一、诊断

1.临床表现甲减患者如呈典型的容貌改变,较易作出诊断;有甲状腺手术或放疗史继而出现甲减者,诊断也容易成立。但因本病发展缓慢,早期症状缺乏特征性,易误诊。对有浮肿、畏寒、乏力、食减而体重增加,原因不明的贫血,毛发脱落等征象时,要考虑到甲减的可能,应及时做必要的甲状腺功能检查。

2.甲状腺功能检查对甲减具有重要诊断价值,但不能根据单项检查作出肯定的诊断,应进行全面分析。主要依靠检测TT3、TT4、FT3、FT4及TSH,必要时作TRH兴奋试验。TSH升高是原发性甲减的最早表现。在确诊甲减的基础上,进一步按上述检查鉴定病变部位,并尽可能作出病因诊断。

二、鉴别诊断

1.呆小病应与其他原因引起侏儒症与发育不良鉴别。

2.黏液性水肿常需与贫血、肾病综合症、肾炎、特发性水肿及垂体前叶功能减退相鉴别。

3.伴蝶鞍增大,高泌乳血症的甲减,应排除垂体肿瘤。

4.具有甲状腺肿大的患者应与不伴有甲减的单纯性甲状腺肿、慢性甲状腺炎相鉴别。

5.确诊本病时还应排除非甲状腺疾病导致的甲状腺功能异常,即低T3和／或低T4综合征。

预防及治疗

一、预防

1.地方性甲状腺肿流行地区,应进行碘化食盐预防,患地方性甲状腺肿母亲的初生婴儿,应常规作脐带血FT4及TSH测定,以发现早期婴儿病例。

2.作甲状腺次全切除术时,应慎重考虑指征,正确掌握切除范围。

3.用放射性碘治疗甲亢应恰当掌握剂量,治疗后定期测定甲状腺功能。

4.由药物引起的甲减,应注意及时调整抗甲状腺药物的剂量或停药,也可酌情补充甲状腺制剂。

二、治疗

1.替代治疗:

(1)多数甲减患者属于永久性,需终身替代治疗。

(2)常用制剂:

L-甲状腺素(L-T4):系人工合成制剂,半衰期7天,运转率较慢,作用时间长而稳定,应列为首选。

干甲状腺片:由家畜甲状腺提制,具有一般生理性比例的T3和T4价廉。但此药所含活性激素量常不恒定,故临床应用时效果常不稳定。

L-三碘甲状腺原氨酸(L-T3):是合成制剂、半衰期较短,作用较快。运转率快,作用消失亦快。常规治疗中不宜作首选药物。适用于甲减危象及甲状腺癌术后患者。

T3和T4混合制剂:T4和T3按4:1的比例配制而成。其优点有近似内生性甲状腺激素的作用。

(3)给药方法:以干甲状腺片为例,剂量掌握根据个体化原则决定。

呆小病:原则上应及早治疗,4月以内婴儿每日6~8mg,5~8个月每日16~30mg,9~12个月每日30~50mg,1~2岁每日45~90mg,2~4岁每日60~120mg,4~12岁每日可用90~180mg。

成年患者:一般从小剂量开始,每日20~40mg。如老年患者,有心血管并发症者,初剂量应从每日10~20mg开始,以后根据临床反应逐渐递增,每周增加20mg,维持量可为每日60~180mg,分次服,个别病人需每日180~240mg。对外周型甲减则宜补充较大剂量的甲状腺激素。甲减经治疗后最早的改变为在第2~3天开始利尿,体重随之下降。用药4~6周后疗效明显,表现为精神、体重逐渐恢复,肿胀消退,声音渐恢复正常,食欲改善,便秘消失,耐寒力增加。颜面改变较快,皮肤恢复正常较慢。

如采用L-T4治疗给药、减药方法同上,剂量按L-T4 100μg,相当于干甲状腺片60mg折算。

(4)治疗中的注意事项:①治疗过程中,应密切观察用药反应,如有头痛、心慌、怕热等反应可酌情减量;如有心绞痛或心律紊乱等较严重反应,则暂停药1~2周后,从更小剂量开始,缓慢调整剂量。除观察临床症状的变化及出现的副作用外,脉搏、体重均为有价值的指标,也应定期监测甲状腺功能指标。②怀孕的甲减患者,替代治疗时尤需密切观察,为了维持正常妊娠需要,并避免影响胎儿的发育,替代治疗应使血、FT4维持在正常范围的高水平。

2.黏液性水肿伴昏迷的治疗见黏液性水肿昏迷章节。

3.对症治疗:

(1)贫血:经替代治疗可得到部分纠正,但往往同时有缺乏维生素 B_{12}、叶酸等因素。酌量补充铁剂或维生素 B_{12}、叶酸等;胃酸缺乏者可给予稀盐酸合剂。

(2)合并心脏长大、心包积液、心衰者,一般不需用洋地黄制剂,待替代疗法奏效后即可明显好转。

(3)本病患者对许多药物耐受力降低(由于代谢缓慢)。若使用麻醉、镇静剂如吗啡、氯丙嗪(冬眠灵)等药物,更宜小心,避免诱发昏迷。

第10章 亚急性甲状腺炎

概 述

亚急性甲状腺炎系1904年由DeQuervain首先报告,又称DeQuervain甲状腺炎,或称亚急性肉芽肿性甲状腺炎、非感染性甲状腺炎、移行性甲状腺炎、病毒性甲状腺炎等,本病近年来逐渐增多,临床变化复杂,可有误诊及漏诊,且易复发,导致健康水平下降,但多数患者可得到痊愈。本病可因季节或病毒流行而有人群发病的特点。

病 因

尚未完全阐明,一般认为和病毒感染有关。证据有:发病前患者常有上呼吸道感染史,发病常随季节变动、且具有一定的流行性。患者血中有病毒抗体存在(抗体的效价高度和病期相一致),最常见的是柯萨奇病毒抗体,其次是腺病毒抗体、流感病毒抗体、腮腺炎病毒抗体等。虽然已有报告,从亚急性甲状腺炎患者的甲状腺组织中分离出腮腺炎病毒,但亚急性甲状腺炎的原因是病毒的确实证据尚未找到。另外,中国人、日本人的亚急性甲状腺炎与HLA-Bw35有关连,提示对病毒的易感染性具有遗传因素,但也有患者与上述HLA-Bw35无关。

亚急性甲状腺炎的发病机制是由病毒感染或病毒感染后引发的炎性反应。当病毒感染或自身免疫反应导致甲状腺滤泡受到炎症反应攻击时,贮存在滤泡腔中的甲状腺球蛋白被激活,发生蛋白水解,大量的T3、T4释放入血,表现为甲状腺毒症。血清T3、T4浓度的升高可抑制TSH的分泌,TSH有促进甲状腺球蛋白的合成的作用。甲状腺滤泡上皮细胞的破坏及TSH受抑制,影响了甲状腺球蛋白的合成,当现有的甲状腺球蛋白消耗殆尽,甲状腺毒症表现结束。随后进入甲状腺功能正常阶段,这一阶段持续时间很短,很快就会进入甲状腺功能减低阶段。甲减是炎症反应所引起的副作用,甲状腺滤泡细胞的再生及甲状腺激素的合成和分泌需要一个恢复的时间,故甲状腺功能减低阶段要持续到甲状腺可以合成及分泌足够的甲状腺激素达到机体的一个稳态平衡,甲状腺功能才能恢复正常。如果达不到这一平衡,即出现永久性甲减。

病理生理

甲状腺滤泡上皮细胞的破坏及滤泡完整性的丧失是本病病理生理的主要结局。已经生成的TH与异常的碘化物质一起从滤泡释放入血中,促使血清中的T4及T3升高,临床上产生甲状腺毒症,抑制TSH的分泌。由于滤泡上皮细胞的破坏,TSH不能增加对放射性碘的摄取,致使放射性碘摄取率减低。在疾病的后期,滤泡内贮存的以前生成的激素已排尽,血中的T4及T3浓度下降,有时降至甲状腺功能减退水平,而TSH上升,常可高于正常。如病情不再活动,甲状腺摄碘率可高于正常一段时间,最终随着激素分泌的恢复,血中T3、T4升高,TSH浓度下降至正常范围。细针穿刺细胞病理显示疾病发展的不同时期细胞量可多少不等,可见大量的多核巨细胞和肉芽肿改变。早期可见大量的中性粒细胞和嗜酸性粒细胞。晚期细胞稀少,可见滤泡上皮退行性改变、淋巴细胞、巨噬细胞。

临床表现

多见于中年妇女。发病有季节性,如夏季是其发病的高峰。起病时患者常有上呼吸道感染。病毒感染后1～3周发病、典型者整个病期可分为早期伴甲状腺机能亢进症,中期伴甲状腺机能减退症以及恢复期三期。

一、早期

起病多急骤,呈发热,伴以怕冷、寒战、疲乏无力和食欲不振。最为特征性的表现为甲状腺部位的疼痛和压痛,常向颌下、耳后或颈部等处放射,咀嚼和吞咽时疼痛加重,甲状腺病变范围不一,可先从一叶开始,以后扩大或转移到另一叶,或始终限于一叶。病变腺体肿大,坚硬,压痛显著。病变广泛时,泡内甲状腺激素以及非激素碘化蛋白质一时性大量释放入血,因而除感染的一般表现外,尚可伴有甲状腺机能亢进的常见表现。

二、中期

当甲状腺腺泡内甲状腺激素由于感染破坏而发生耗竭,甲状腺实质细胞尚未修复前,血清甲状腺激素浓度可降至甲状腺机能减退水平,临床上也可转变为甲减表现。

三、恢复期

症状渐好转,甲状腺肿或及结节渐消失,也有不少病例,遗留小结节以后缓慢吸收。如果治疗及时,患者大多可得完全恢复,变成永久性甲状腺机能减退症患者极少数。

在轻症或不典型病例中,甲状腺仅略增大,疼痛和压痛轻微,不发热,全身症状轻微,临床上也未必有甲亢或甲减表现。本病病程长短不一,可自数星期至半年以上,一般约为2~3个月,故称亚急性甲状腺炎。病情缓解后,还可能复发。

实验室检查

抽血查血沉(ESR)、血常规、血清总T3、总T4、游离T3、游离T4、TSH、甲状腺球蛋白抗体(TRAb)、甲状腺过氧化物酶抗体(TPO),白细胞计数及中性粒细胞正常或偏高,红细胞沉降率增速,常>50mm/h,血清蛋白结合碘或血清T3、T4、FT3与FT4浓度升高。

行甲状腺B超、甲状腺摄碘率检查和甲状腺核素扫描。甲状腺摄碘率降低,甲状腺扫描可见甲状腺肿大,但图像显影不均匀或残缺,亦有完全不显影的。

诊　断

1.发病前1~2周,有感冒等病史,急性起病、发热等全身症状。

2.甲状腺疼痛、肿大且质硬。

3.ESR显著增快。

4.血清甲状腺激素浓度升高与甲状腺摄碘率降低或摄锝率降低呈双向分离可诊断本病。

患者如有发热,短期内甲状腺肿大伴单个或多个结节,触之坚硬而显著压痛,临床上可初步拟诊为本病。

鉴别诊断

一、甲状腺结节急性出血

在多发性结节性甲状腺肿的出血出到结节时不难鉴别,因为此时可以触及甲状腺上有无触痛的结节;而出血至单个甲状腺结节时,则鉴别较困难,上述两种类型的出血中,病变以外的甲状腺组织的功能仍然存在,其血沉少有明显升高。

二、慢性淋巴细胞性甲状腺炎急性发病

可伴有甲状腺疼痛及触痛,但腺体多是广泛受侵犯,血中抗甲状腺抗体大多升高。患者伴有甲亢表现时需要与毒性弥漫性甲状腺肿鉴别,然而后者甲状腺摄取[131]碘率多是升高的,伴有甲亢的无痛性甲状腺炎及有递减的放射性摄碘率,病理示慢性甲状腺炎,而无巨细胞存在时常称为高功能甲状腺炎,与无痛性甲状腺炎的鉴别较困难,化验时血沉不增快,抗甲状腺抗体明显升高,

三、急性化脓性甲状腺炎

可见到身体其他部位有脓毒病灶,甲状腺的邻近组织存在明显的感染反应,全身中毒症状明显,白细胞明显升高,并有发热反应。急性化脓性甲状腺炎的放射性碘摄取功能仍然存在。故需进一步行甲状腺B超等检查鉴别。

四、无痛性甲状腺炎

本病是桥本甲状腺炎的变异型,是自身免疫甲状腺炎的一个类型。有甲状腺肿,临床表现经历甲状腺毒症、甲减和甲状腺功能恢复3期,与亚急性甲状腺炎相似。鉴别点:本病无全身症状,无甲状腺疼痛,ESR不增快,必要时可行FNAC检查鉴别,本病可见局灶性淋巴细胞浸润。

五、甲状腺功能亢进症(甲亢)

碘致甲亢或者甲亢时摄碘率被外源性碘化物抑制,出现血清T4、T3升高,但是I摄取率降低,需要与亚急性甲状腺炎鉴别。根据病程、全身症状、甲状腺疼痛,甲亢时T3／T4比值及ESR等方面可以鉴别。

治　疗

一、减轻局部症状

一般来说,此病具有自限性,大多数病人仅对症处理即可。病情严重病例,如疼痛、发热明显者可短期用其他非类固醇抗炎药或应用糖皮质类固醇激素,如泼尼松,可迅速缓解临床表现,约有5%的患者需用糖皮质激素来减轻症状,持续用药1~2周甚或4~8周以后减少药量,共用6~8周。如病人在用泼尼松24~48h无

反应,亚急性甲状腺炎的诊断应再评定。在治疗中随查血沉改变,可指导用药,如病情需要,再次开始用泼尼松仍然有效,然而皮质激素并不会影响本病的自然过程,如果皮质激素用后撤减药量过多、过快,反而会使病情加重。也有人提出,如果糖皮质激素连续使用,所用剂量以使病人不出现症状,直至其放射性碘摄取率恢复正常。

二、针对甲功异常

病情复发病人伴有甲状腺功能亢进时一般不采用抗甲状腺药治疗,通常采用非特异的药物,如口服 β 受体阻滞剂普萘洛尔。因本病伴甲亢是暂时的,且甲状腺摄碘率低不是放射碘治疗的指征。这些药破坏甲状腺激素的合成,但亚急性甲状腺炎血中过多的甲状腺激素是来源于被破坏了的滤泡漏出的T4和T3,而不是由于合成和分泌增多所致,无需使用硫脲类抗甲状腺药。本病的甲减期也常是暂时的,通常甲减症状不多,所以不需甲状腺激素替代治疗,此时TSH分泌增加对甲状腺功能的恢复是重要的。除非病人甲减症状明显,否则甲状腺激素治疗应当禁忌。伴甲减病情轻者无需处理。但也有人主张有甲状腺功能减低时,可用甲状腺制剂如L-型甲状腺素钠,可防止由TSH升高引起的病情再度加重。病情较重者,可用甲状腺激素替代一段时间。约有10%的患者可发生永久性甲状腺功能减低,需要长期甲状腺替代治疗,部分中药对本病急性期有较好的治疗效果。

预　后

亚急性甲状腺炎是一种自限性疾病,预后良好,多数病人在数周或数月内可自行缓解,治疗过程中,主要以对症为主,预后好,绝大部分病人均可痊愈,不留任何后遗症。根据临床表现,以内科保守治疗为主,中药辅助,不建议局部外敷带有损伤、腐蚀类中草药以免造成皮肤损害。并且很少采用手术处理。

第11章　慢性淋巴细胞性甲状腺炎

概　述

　　慢性淋巴细胞性甲状腺炎(CLT)又称自身免疫性甲状腺炎,是一种以自身甲状腺组织为抗原的慢性自身免疫性疾病。日本九州大学 Hashimoto 首先(1912年)在德国医学杂志上报道了4例,故又被命名为桥本甲状腺炎,为临床中最常见的甲状腺炎症。多见于中年女性,好发年龄为40~50岁。儿童中也有不少病例。本病的临床表现为:起病缓慢,病人一般无特殊感觉,常在无意间发现甲状腺肿大,一般呈弥漫性对成型肿大,亦可一侧肿大较明显,大多数病例无疼痛,少数病例可见轻微疼痛,压迫症状多不明显,质地坚硬如触橡皮感,表面光滑,呈分叶状,往往无明显结节,与周围组织无粘连,可随吞咽动作而上下活动,早期甲状腺功能多在正常范围,少数可见轻微亢进,如精神紧张、心悸、畏热等,一般无自发缓解,随着病情进展,当甲状腺破坏达到一定程度,半数以上患者后期可出现甲状腺功能减退症状,如怕冷、乏力、体重增加等,有些病例由弥漫性肿大进展为结节性,少数晚期患者的甲状腺体内有大量纤维化形成,则坚硬如石,常与周围组织粘连,可产生进行性压迫症状,出现呼吸困难(特别是在体力劳动时)、吞咽困难、声音嘶哑等。此外,本病是儿童及青少年甲状腺肿大及获得性甲状腺功能减退症最常见的原因。

病因及发病机制

　　慢性淋巴细胞性甲状腺炎为一种自身免疫性疾病,这是因为:一是患者血中可查出效价很高的抗甲状腺抗体。二是患者甲状腺组织中有大量淋巴细胞及浆细胞浸润和淋巴滤泡形成。三是本病部分可伴有其他自身免疫性疾病。

桥本甲状腺炎是属于器官特异性自身免疫性疾病,具有一定的遗传倾向,可与其他自身免疫性疾病如恶性贫血、干燥综合征、慢性活动性肝炎、系统性红斑狼疮等并存。目前认为桥本甲状腺炎是遗传和环境因素共同作用的结果。较为公认的病因是自身免疫疫功能异常。患者血清中出现针对甲状腺组织的特异性抗体,包括甲状腺球蛋白抗体(TgAb)、甲状腺过氧化物酶抗体(TPOAb)和甲状腺刺激阻断性抗体(TSBAb)等。桥本甲状腺炎发病机制至今尚未完全明确。可能缘于T淋巴细胞亚群的功能失衡,特别是抑制性T淋巴细胞的遗传缺陷,使其正常抑制B淋巴细胞形成自身抗体的作用消失,由此导致甲状腺自身抗体的形成。TPOAb具有抗体依赖介导的细胞毒作用和补体介导的细胞毒作用。细胞毒性T细胞和辅助性(Th1)细胞因子也参与甲状腺细胞凋亡与损伤的过程。TSBAb占据TSH受体,促进甲状腺萎缩和功能低下。碘摄入量是影响桥本甲状腺炎发生发展的重要环境因素,随着碘摄入量增加,本病发病率显著增加。尤其是碘摄入量增加可以促进隐性的桥本甲状腺炎患者发展到临床甲减。

临床表现

起病隐袭,早期可无任何症状,仅无意中发现甲状腺肿大,偶可出现代谢亢进表现。

1. 发展缓慢,病程较长,早期可无症状,当出现甲状腺肿时,病程平均达2～4年。

2. 常见全身乏力,许多患者没有咽喉部不适感,10%～20%患者有局部压迫感或甲状腺区的隐痛,偶尔有轻压痛。

3. 甲状腺多为双侧对称性、弥漫性肿大,峡部及锥状叶常同时增大,也可单侧性肿大。甲状腺往往随病程发展而逐渐增大,但很少压迫颈部出现呼吸和吞咽困难。触诊时,甲状腺质地韧,表面光滑或细沙粒状,也可呈大小不等的结节状,一般与周围组织无黏连,吞咽运动时可上下移动。

4. 颈部淋巴结一般不肿大,少数病例也可伴颈部淋巴结肿大,但质软。

5. 后期不少可出现甲减表现。

检　查

一、血清甲状腺激素测定

早期T3、T4正常或增高(表现为甲亢者)。后期T4可降低,TSH升高,血清T3尚可在正常范围,但最后亦下降。

二、甲状腺¹³¹I测定

早期摄¹³¹I率正常或增高。后期¹³¹I率常降低,注射TSH后不能升高。

三、甲状腺显像

甲状腺显像显示摄取放射性核素减低及不均匀。

四、抗甲状腺抗体测定

甲状腺微粒体抗体几乎明显增加,阳性率在90%以上;甲状腺球蛋白抗体可明显增加,阳性率约为70%～80%,这对本病有诊断意义。

五、过氯酸盐排泌试验

过氯酸盐排泌试验常显示阳性反应。

六、细胞学检查

细针穿刺抽吸细胞学检查(FNAC)和组织冰冻切片组织学检查对于确诊CLT有决定性的作用,CLT在镜下可呈弥漫性实质萎缩,淋巴细胞浸润及纤维化,甲状腺细胞略增大呈嗜酸性染色,即Hurthle细胞。

七、B超检查

1.甲状腺两叶弥漫性肿大,一般为对称性,也可一侧肿大为主。峡部增厚明显。

2.表面凹凸不平,形成结节状表面,形态僵硬,边缘变钝,探头压触有硬物感。

3.腺体内为不均匀低回声,见可疑结节样回声,但边界不清,不能在多切面上重复,有时仅表现为局部回声减低。有的可见细线样强回声形成不规则的网格样改变。

4.内部可有小的囊性变。

八、彩色多普勒声像表现

早期患者甲状腺内血流较丰富,有时呈火海征,甲状腺上动脉流速偏高、内径增粗,但动脉流速和阻力指数明显低于甲亢,且频带宽,舒张期波幅增高,又无甲亢症状,可相鉴别。晚期患者血流减少。

九、甲状腺核素扫描

显示甲状腺增大但摄碘减少,分布不均,如有较大结节状可呈冷结节表现。

十、其他检查

血沉增快,絮状试验阳性,γ球蛋白IgG升高,血β脂蛋白升高,淋巴细胞数增多。

诊断及鉴别诊断

一、诊断

许多轻型病例常被漏诊,早期诊断较困难,早期病例常具下列特点:

1.甲状腺轻至中度弥漫性不称性肿大(但有可能先涉及一叶),质地坚韧,无结节,无明显疼痛及压痛。

2.一般情况良好,无明显全身症状,个别可出现甲亢表现。

3.甲状腺微粒体抗体、甲状腺球蛋白抗体测定明显增高。

4.甲状腺摄 ^{131}I 率正常或升高。T3、T4 正常或增高。

后期病例甲状腺可肿大或因纤维化而缩小,或出现结节,质地坚硬,临床可出现甲状腺功能减低症状和周围器官受压症状,一般认为特发性黏液性水肿并有甲状腺肿者绝大多数系甲状腺炎所致。后期病例摄 ^{131}I 率,T3、T4 均可降低。

二、鉴别诊断

1.结节性甲状腺肿:少数 CLT 患者可出现甲状腺结节样变,甚至多个结节产生。但结节性甲状腺肿患者的甲状腺自身抗体滴度减低或正常,甲状腺功能通常正常,临床少见甲减。

2.Graves病:肿大的甲状腺质地通常较软,抗甲状腺抗体滴度较低,但也有滴度高者,二者较难区别,如果血清TRAb阳性,或伴有甲状腺相关性眼病,或伴有胫前黏液性水肿,对诊断 Graves 病十分有利,必要时可行细针穿刺细胞学检查。

3.甲状腺恶性肿瘤:当具有多个结节、质地较硬,则应与甲状腺癌鉴别,后者抗甲状腺抗体阴性,甲状腺球蛋白升高,必要时可作甲状腺活检鉴别。CLT可合并甲状腺恶性肿瘤,如甲状腺乳头状癌和淋巴瘤。CLT出现结节样变时,如结节孤立、质地较硬时,难与甲状腺癌鉴别,应检测抗甲状腺抗体,甲状腺癌病例的抗体滴度一般正常,甲状腺功能也正常。如临床难以诊断,应作FNAC或手术切除活检以明确诊断。

4.慢性侵袭性纤维性甲状腺炎:慢性侵袭性纤维性甲状腺炎又称为木样甲状腺炎。病变常超出甲状腺范围,侵袭周围组织,产生邻近器官的压迫症状,如吞咽困难,呼吸困难、声嘶等。甲状腺轮廓可正常,质硬如石,不痛,与皮肤黏连,不随吞咽活动,周围淋巴结不大。甲状腺功能通常正常,甲状腺组织完全被纤维组织取代后可出现甲减,并伴有其他部位纤维化,抗甲状腺抗体滴度降低或正常。可行细针穿刺活检和甲状腺组织活检。

少数桥本患者可出现甲状腺局部疼痛,并有结节。应与甲状腺炎相鉴别。

治 疗

一、药物治疗

1.如甲状腺功能正常,无需特殊治疗,需要随诊。

2.甲状腺功能减低患者应行甲状腺激素替代治疗,选用甲状腺片或左旋甲状腺素,直至维持量,达到维持剂量的指标是临床症状改善,TT3、FT3、TT4、FT4、TSH正常。绝大多数病例应首先甲状腺素片,宜从小剂量开始,维持剂量每天优甲乐25～100μg,维持4～6月甲状腺可缩小,继续使用1～2年可试停,如甲状腺再长大和伴有甲低着应终身用药。

3.桥本甲亢患者病程和炎性甲亢相同,多数不需治疗,经历甲亢期、甲功正常期,甲减期和甲功正常期四个时期。一过性甲亢给β受体阻滞剂对症处理即可。

4.糖皮质激素治疗,本病一般不使用激素治疗对一些疼痛性慢性甲状腺炎患者甲状腺疼痛、肿大明显时,可加用泼尼松,好转后逐渐减量,用药1～2个月。

二、手术治疗

有下列情况应应考虑甲状腺切除术,术后一般需甲状腺制剂终身替代。

1.有明显压迫症状。

2.有孤立的非钙化结节或经甲状腺制剂治疗甲状腺仍继续肿大而不排除癌肿并存着。

预 防

慢性甲状腺炎患者在摄入大量碘剂后,甲状腺容易变硬,容易误诊甲状腺肿瘤,有些患者容易发生亚临床甲减,亚临床甲减患者摄入大剂量碘剂容易进展到临床甲减,对慢性甲状腺炎患者尽量避免大剂量碘剂摄入。

第12章 单纯性甲状腺肿

概　述

单纯性甲状腺肿是以缺碘，致甲状腺腺肿物质以及甲状腺激素合成缺乏所致甲状腺肿大，可分为地方性、散发性两种。地方性甲状腺肿主要见于离海较远、海拔较高的山区。散发性者无地区限制，多发生在青春期、妊娠、哺乳期和绝经期。在人群中约10%存在不同程度或局限性甲状腺肿大，尤以女性多见。在我国已开展了全国性地方性甲状腺肿的普查和防止工作，发病率已有显著下降。

病因及发病机制

一、病因

1.缺碘：缺碘是引起地方性甲状腺肿的主要原因之一，流行地区的土壤、饮水、蔬菜、粮食中含碘较非流行地区低。碘化食盐可以预防甲状腺肿大等事实，证明缺碘是引起甲状腺肿大的主要原因。

2.碘的需求量增加：儿童生长期、青春期、妊娠、哺乳期、感染、创伤、寒冷、或精神刺激等，由于增加对甲状腺激素的需求，引起相对碘不足，可加重或诱发本病。

3.致甲状腺肿物质：胡萝卜族是食物中含有硫脲类等致甲状腺肿物质。黄豆、白菜也可阻断甲状腺激素合成物质。饮水、土壤中含钙、镁、氟、锌过高，通过食物进入消化道可抑制碘的吸收，引起碘摄入不足。药物：如硫氰化钾、对氨水杨酸、硫脲嘧啶类、磺胺类、保泰松、秋水仙碱等，可阻碍甲状腺激素合成。

4.激素合成障碍:在家族性甲状腺肿中,由于遗传性酶如过氧化酶、脱碘酶缺乏、可影响甲状腺激素合成,或缺乏水解酶,使甲状腺激素从甲状腺球蛋白分离和释放入血障碍。均可导致甲状腺肿,这种先天酶缺乏属于隐性遗传。

5.高碘摄入:有些高碘地区饮用水中含碘过高,或食用含碘过多的海产品,以及含碘过多的海产品。以及含碘药物,如碘化钾、碘化钠、胺碘酮及碘化油造影剂等可引起甲状腺肿。因为高碘可抑制甲状腺激素的合成与释放。

上述因素均可导致血液循环中甲状腺激素不足,致使垂体前叶分泌促甲状腺激素增加而致甲状腺肿大。

二、发病机制

单纯性甲状腺肿虽可由多种原因引起,但有其共同的发病机制。主要由于一种或多种因素阻碍甲状腺激素合成,甲状腺激素分泌减少,导致促甲状腺激素(TSH)分泌增加,从而引起甲状腺代偿性增生肥大,使其分泌的甲状腺激素不能满足机体的需要。但不少单纯性甲状腺肿患者,血清TSH并不增加。这可能是由于在甲状腺内缺碘或甲状腺激素合成发生障碍时,甲状腺组织对TSH的反应性增强,所以TSH虽不增高,仍能刺激甲状腺增生肥大。同时血清T3/T4比值增加,T3相对增多,代谢率仍能保持正常。但如基本病变较严重,上述代偿机制不能弥补甲状腺激素合成之不足,可发展为甲状腺功能减退。

病 理

单纯性甲状腺肿的组织病理改变取决于原发疾病的严重程度与病程的长短。疾病早期,甲状腺滤泡上皮细胞常呈增生、肥大、血管丰富。甲状腺呈均匀、弥漫性增大,但仍维持原来的轮廓。随着病程的延长,病变反复加重与缓解,滤泡充满胶质,滤泡细胞呈扁平状。以后,甲状腺组织出现不规则增生与再生,形成结节,表现为多结节性甲状腺肿,并可出现自主功能亢进,也可出现结节内出血或钙化。单纯性甲状腺肿的发生机制有新的认识,即在这种病人中可能存在着一种甲状腺生长免疫球蛋白(TCI),它具有TSH样刺激甲状腺生长作用,但又没有TSH或IgG样能促进甲状腺功能变异的作用,因此,患者都无甲亢。这种自身免疫机制所致的单纯性甲状腺肿患者及其亲属中可有其他自身免疫性疾病存在。当甲状腺肿过大做手术次全切除术后,其甲状腺肿易复发,临床上有发现,而详细机制有待研究。天津医科大学552例结节性甲状腺肿病理资料中,可有45例伴有不同程度的甲状腺炎(8.2%),其中弥漫性炎症14例,灶性炎症30例,肉芽肿性炎症1例,比地方性甲状腺肿并发甲状腺炎明显增高。这种结节性甲状腺肿可能具有细胞免疫作用或是甲状腺自主性调节的结果。单纯性弥漫性甲状腺肿患者的血清TSH与无甲状腺肿者没有显著性差异,说明弥漫性甲状腺肿大并不依靠血清TSH水平的升高。结节性甲状腺肿的血清TSH较弥漫性和无肿大者为低,说明结节性甲状腺肿的甲状腺功能是属于自主调节的。下丘脑-垂体-甲状腺轴功能研究发现,TRH兴奋试验有61%,其TSH反应低于正常,甲状腺功能T3、T4为正常水平,少数患者的T3、T4水平可有增高或稍低。

临床表现

一、甲状腺肿大

青春期、哺乳期和妊娠甲状腺一般轻度或中度肿大,质地软。高碘甲状腺通常质地较韧。地方性甲状腺肿常呈渐进性肿大,早期质地较柔软,以后随甲状腺肿大而分叶状,后期可发展为巨大甲状腺肿,悬于胸前,常可触及质地不匀、大小不等的结节。巨大包块表面可有静脉曲张,无压痛。有出血者可引起疼痛,出血部位迅速肿大,继而发生囊性变。绝大多数单纯性甲状腺肿无血管杂音及震颤。呆小症患儿可因甲状腺萎缩而无甲状腺肿大。

二、压迫症状

巨大甲状腺肿可压迫气管而有喘鸣或气管因受压移位,位于胸骨后或胸腔内甲状腺可压迫上腔静脉而引起上腔静脉综合征的体征,如面部浮肿、颈胸部浅表静脉怒张等。

三、生长发育障碍

出生、居住于缺碘地区的呆小患儿,包括部分儿童及青少年,可发生严重生长发育及智力障碍。有些外貌呈小老头样,傻相,眼巨宽、腹部膨隆。有的可伴听力、语言、运动神经功能障碍。有的呈粘液性水肿。皮肤毛发干燥。

四、甲状腺功能亢进症

部分成年人多结节性甲状腺肿患者,可发生甲状腺功能亢进症。

实验室检查

一、血清T3、T4

多数正常,较重者T4低于正常。T3正常或偏高,TSH可轻度升高。

二、甲状腺吸[131]I

呈逐渐增高的曲线,24小时达高峰,并受外源T3抑制,抑制率大于50%。

三、尿碘测定

对于缺碘性或高碘性甲状腺肿有意义。高碘性甲状腺肿、尿碘常大于800μg/g。

四、甲状腺扫描

可发现甲状腺弥漫性肿大，或有温结节或凉结节。也可发现胸骨后甲状腺肿。B超检查对辨别甲状腺结节或包块大小、形态、属实性或囊性有意义。

五、甲状腺CT或MRI

可了解甲状腺内结节或包块对对气管、食管压迫症状。

六、X线骨检查

呆小病患儿有明显骨龄延迟。

诊断与鉴别诊断

根据前述临床表现及有关实验室检查，本病诊断不难，注意与以下疾病鉴别：

一、甲状腺功能亢进症

当单纯性甲状腺肿出现心慌、多食等表现时易与甲亢混淆，甲亢患者T3、T4升高，TSH较低，甲状腺吸碘率或摄锝率增高，吸碘率高峰前移。且不受T3抑制，或抑制率小于50％，TRH兴奋试验不能使TSH升高等对鉴别有帮助。

二、慢性甲状腺炎及甲状腺癌

单纯性甲状腺肿伴结节者，应与慢性甲状腺炎或甲状腺癌相鉴别，可作甲状腺扫描，抗甲状腺抗体测定，必要时应做甲状腺活检。

呆小病尚需与分娩时脑损伤、脑膜炎后移症，以及由于常染色体异常所致Pendred综合征鉴别。

治　疗

对于多数单纯性甲状腺肿病人，不论是弥漫性还是结节性，可以不需任何特殊治疗。

一、治疗指征

下列情况需要治疗：

1.有局部症状，从颈部不适到严重压迫症状。

2.影响美观。

3.甲状腺肿进展较快。

4.胸骨后甲状腺肿。

5. 结节性甲状腺肿不能排除恶变者。

6. 伴甲状腺功能异常者(包括临床甲亢)。

二、治疗原则

单纯性甲状腺肿病人临床表现轻重不一,差异较大,因此,治疗方案应个体化。因为单纯性甲状腺肿的甲状腺功能是正常的,不需要治疗除非患者有美容要求或有压迫甚至怀疑肿瘤的情况下,采取放射性131I治疗或手术治疗。

三、随访

许多单纯性甲状腺肿病人甲状腺肿生长缓慢,局部无症状,甲状腺功能正常,可不予特殊治疗,临床密切随访,定期体检、B超检查。另外,要定期检测血清TSH水平,以及早发现亚临床甲亢或甲减。如有明显的致甲状腺肿因素存在,应予去除。

四、TSH抑制治疗

部分单纯性甲状腺肿的发病机制与TSH的刺激有关,用外源性甲状腺激素可以抑制内源性TSH的分泌,从而防治甲状腺肿的生长,TSH抑制治疗已被广泛应用于单纯性甲状腺肿的治疗。TSH抑制治疗前,应检测血清TSH水平,若血清TSH水平正常,则可进行TSH抑制治疗,若血清TSH<0.1mU/L,则提示有亚临床甲亢,不应行TSH抑制治疗。TSH抑制治疗时应检测血清TSH水平或甲状腺摄131I率(RAIU),一般认为血清TSH<0.1mU/L为完全抑制,高于这水平为部分抑制。一般认为,血清TSH水平抑制到正常范围的下限水平即可。对于TSH抑制性治疗的有效性是一个有争论的问题,治疗时需要将TSH抑制到正常值以下,并注意长期抑制TSH治疗可能造成心脏和骨骼的副作用。

五、放射性[131]I治疗

放射性[131]I在毒性甲状腺肿的治疗中已广泛应用,在非毒性甲状腺肿的治疗中尚未广泛应用。

六、手术治疗

可以迅速解除局部压迫症状,因此,手术治疗单纯性甲状腺肿具有不可替代的优势。

七、穿刺抽吸或注射无水酒精

对于囊性结节可行穿刺抽吸或注射无水酒精,能起到使结节退缩的疗效。

预　防

一、缺碘性甲状腺肿

碘化盐对流行地区居民,以碘化盐预防最为有效方便。如每日进食碘化食盐

5～10g,可供碘190～380μg,成人每日摄入150～200μg的碘已满足需求。具体补多少。应根据地方缺碘情况而定。也不易过高。长期摄入800μg以上,可导致高碘性甲状腺肿,或碘甲亢。

碘化油分口服和注射两种。其他还可用碘化水、碘化面包,及碘化食油等。

二、高碘性甲状腺肿

对于散发性者,应避免或慎用含碘药物的用量,对孕妇用碘更应慎重。

第13章 甲状腺结节

概　述

甲状腺结节是指在甲状腺内的肿块，可随吞咽动作随甲状腺而上下移动，是临床常见的病症，可由多种病因引起。甲状腺结节可以单发，也可以多发。

病　因

甲状腺结节可有多种病因引起。

一、增生性结节性甲状腺肿

碘摄入量过高或过低、食用致甲状腺肿的物质、服用致甲状腺肿药物或甲状腺激素合成酶缺陷等。

二、肿瘤性结节

甲状腺良性肿瘤、甲状腺乳头状瘤、滤泡细胞癌、甲状腺髓样癌、未分化癌等。

三、囊肿

结节性甲状腺肿、腺瘤退行性变和陈旧性出血性囊性变、甲状腺癌囊性变、先天性甲状舌骨囊肿等。

四、炎症性结节

急性化脓性甲状腺炎、亚急性甲状腺炎、慢性淋巴细胞性甲状腺炎均可以结节形式出现。

发病机制

一、缺碘

缺碘是地方性甲状腺肿的主要原因之一。流行地区的土壤、水和食物中的碘含量和甲状腺肿的发病率成反比,碘化食盐可以预防甲状腺肿大等事实均可证明缺碘是引起甲状腺肿的重要原因。另外,机体对甲状腺激素的需要量增多可引起相对性碘不足,比如生长发育期、怀孕、哺乳、寒冷、感染、创伤和精神刺激等,可加重或诱发甲状腺肿。

二、致甲状腺肿物质

萝卜族食物含有硫脲类致甲状腺肿物质,黄豆、白菜中也有某些可以阻止甲状腺激素合成的物质,引起甲状腺肿大。土壤、饮水中钙、镁、锌等矿物质含量,对甲状腺肿的发生也有关系,有的流行地区除了碘以外,也缺少上述各种元素,也有些地区甲状腺肿的发生率和饮水的硬度成正比。药物如硫氰化钾、过氯酸钾、对氨基水杨酸、硫脲嘧啶类、磺胺类、保泰松、秋水仙素等,可妨碍甲状腺素合成和释放,从而引起甲状腺肿。

三、激素合成障碍

家族性甲状腺肿的致病原因在于遗传性酶的缺陷,造成激素合成障碍,如缺乏过氧化酶、脱碘酶,影响甲状腺素的合成,或缺乏水解酶,使甲状腺激素从甲状腺球蛋白分离和释放入血发生困难,均可导致甲状腺肿。这种先天性缺陷属于隐性遗传。

四、高碘

少见,可呈地方性或散发性分布,其发病机制为过量摄入的碘导致TPO的功能基因过多占用,从而影响酪氨酸碘化,碘的有机化过程受阻,甲状腺代偿性肿大。

五、基因突变

此类异常包括甲状腺球蛋白基因外显子10的点突变等。

病理生理

单纯性甲状腺肿在早期,呈弥漫性轻度或中毒的增生肿大,血管增多,腺细胞肥大。当疾病持续或反复恶化及缓解时,甲状腺因不规则增生或再生,逐渐出现结节,形成结节性甲状腺肿。随着病情发展,由于腺泡内积聚大量胶质(胶性甲状腺肿),形成巨大腺泡,滤泡上皮细胞呈扁平,腺泡间结缔组织和血管减少。至后期,部分腺体可发生坏死、出血、囊性变、纤维化或钙化,此时甲状腺不仅体积显著增大,且有大小不等、质地不一的结节。甲状腺结构和功能的异质性,一定程度功能上的自主性是本病后期的特征。

临床表现

一、结节性甲状腺肿

以中年女性多见。垂体分泌TSH增多,甲状腺在增多的TSH长期刺激下,经过反复或持续增生导致甲状腺不均匀性增大和结节样变。结节内可有出血、囊性变和钙化等。结节的大小可由数毫米至数厘米不等。临床主要表现为甲状腺肿大,触诊时可扪及大小不等的多个结节,结节质地不等。患者一般自觉颈前区不适,甲状腺功能检查大多正常。

二、炎性结节

分感染性和非感染性两类,前者主要是由病毒感染引起的亚急性甲状腺炎,其他感染少见。亚甲炎临床上除有甲状腺结节外,还伴有发热和甲状腺局部疼痛,结节大小视病变范围而定,质地较坚韧;后者主要是由自身免疫性甲状腺炎引起的,多见于中、青年妇女,患者的自觉症状较少,检查时可扪及多个或单个结节,质地硬韧,少有压痛,甲状腺功能检查时示甲状腺球蛋白抗体和甲状腺微粒体抗体常呈强阳性。

检 查

一、血清学检查

甲状腺功能检查多无明显异常。功能自主的毒性结节多表现为甲亢,亚急性甲状腺炎的早期也可有功能亢进,慢性淋巴细胞性甲状腺炎的甲状腺功能可以是正常、亢进或减低。

二、核素扫描

对甲状腺结节的诊断敏感性并不强,但此检查方法的特点是能够评价结节的功能。依据结节对放射性核素摄取能力将结节分为"热结节"、"温结节"和"冷结节"。

三、超声诊断

甲状腺超声检查是评价甲状腺结节较敏感的方法。它可判别甲状腺结节性质,如结节的位置、形态、大小、数目、结节边缘状态、内部结构、回声、血流状况和颈部淋巴结情况。也可用于超声引导下FNAC检查。

四、甲状腺细针抽吸细胞学检查（FNAC）

FNAC结果与手术病理结果有较高符合率。

五、颈部X线检查

结节上有细小或砂粒样钙化者，可能为乳头状癌的砂粒体。大而不规则的钙化可见于退行性变的结节性甲状腺肿或甲状腺癌。

治　疗

一、实质性单结节

核素扫描为热结节的甲状腺单发结节，癌变可能性较小。冷结节多需手术治疗。凡发展快、质地硬的单发结节，或伴有颈部淋巴结肿大者或儿童的单发结节，因恶性可能大，应早日手术。

二、多结节甲状腺肿

传统认为多结节甲状腺肿发生癌的机会要比单发结节少。对于多结节甲状腺肿的处理首先要排除恶性，若FNA细胞学诊断为恶性或可疑恶性者，应予手术治疗。

三、摸不到的结节

近年来由于B超、CT、MRI的发展，在作其他检查时，可意外地发现小的摸不到的甲状腺结节。如无甲状腺癌的危险因素，结节小于1.5cm，只需随访观察，若结节大于1.5cm，可在超声指导下作FNA，然后根据细胞学结果，再进一步处理。

第14章 甲状腺肿瘤

概　述

甲状腺肿瘤是头颈部常见的肿瘤,女性多见。症状为颈前区正中肿块,随吞咽活动,部分病人可有声音嘶哑、吞咽困难、呼吸困难等。甲状腺肿瘤可分为良性和恶性,一般来说,单个肿块,生长较快的恶性可能性大,年龄越小的甲状腺肿块恶性可能性越大。

分　类

一、甲状腺良性肿瘤

甲状腺良性肿瘤较常见,在颈部肿块中,甲状腺腺瘤约占50%。一般无明显症状,当瘤体较大时,会因压迫气管、食管、神经而导致呼吸困难、吞咽困难、声音嘶哑等症状,当肿瘤合并出血而迅速增大时会产生局部胀痛。因甲状腺良性肿瘤有恶变可能,一部分虽为良性,但需积极治疗。

二、甲状腺恶性肿瘤

甲状腺恶性肿瘤中最常见的是甲状腺癌,极少数可有恶性淋巴瘤及转移瘤,甲状腺癌占全身恶性肿瘤的1%。甲状腺癌的发病率与地区、种族、性别有一定关系。美国的甲状腺癌发病率较高,且呈现逐年增长趋势。国内的甲状腺癌发病率相对较低。

发病机制

一、甲状腺良性肿瘤

1.结节性甲状腺肿:结节甲状腺肿的原因可能是由饮食中缺碘或甲状腺激素合成的酶缺乏所致,病史一般较长,往往在不知不觉中渐渐长大,而于体检时偶然被发现。大多数呈多结节性,少数为单个结节。大部分结节为胶性,其中有因发生出血、坏死而形成囊肿;久病者部分区域内可有较多纤维化或钙化。甲状腺出血往往有骤发疼痛史,腺内有囊肿样肿块;有胶性结节者,质地较硬;有钙化者,质地坚硬。一般可保守治疗,但结节因较大而产生压迫症状(呼吸困难、吞咽困难或声音嘶哑)、有恶变倾向或合并甲亢症状时应手术治疗。

2.甲状舌管囊肿:甲状舌管囊肿是与甲状腺发育相关的先天性畸形。胚胎期,甲状腺是由口底向颈部伸展的甲状腺舌管下端发生的。甲状腺舌管通常在胎儿6周左右自行锁闭,若甲状腺舌管退化不全,即可形成先天性囊肿,感染破溃后成为甲状腺舌管瘘。本病多见于15岁以下儿童,男性为女性的2倍。表现为在颈前区中线、舌骨下方有直径1~2cm的圆形肿块。境界清楚,表面光滑,有囊性感,并能随吞咽或伸、缩舌而上下移动。治疗宜手术切除,需切除一段舌骨以彻底清除囊壁或窦道,并向上分离至舌根部,以免复发。

3.亚急性甲状腺炎:又称德奎尔万甲状腺炎或巨细胞性甲状腺炎。结节大小视病变范围而定,质地常较硬。常继发于上呼吸道感染,有典型的病史,包括起病较急,有发热、咽痛及显著甲状腺区疼痛和压痛等表现,疼痛常波及患侧耳、颞枕部。常有体温升高、血沉增快。急性期,甲状腺摄^{131}I率降低,多呈"冷结节",但是血清T3和T4升高,基础代谢率略增高,这种分离现象有助于诊断。轻者用阿司匹林等非甾体类抗炎药即可,较重者常用泼尼松及甲状腺干制剂治疗。

二、甲状腺癌病理分类

1.乳头状癌:约占成人甲状腺癌的70%,常见于中青年女性,以21~40岁的妇女最多见。该类型分化好,生长缓慢,恶性程度较低,且可能较早出现颈部淋巴结转移,需早期发现和积极治疗,预后相对较好。

2.滤泡状癌:约占15%,多见于50岁左右的妇女。此型发展较快,属中度恶性,且有侵犯血管倾向。颈淋巴结转移仅占10%,预后不如乳头状癌。

3.未分化癌:约占5%~10%,多见于老年人,发展迅速,高度恶性,约50%有颈部淋巴结转移,或侵犯喉返神经、气管或食管,常经血运向远处转移。预后较差。

4.髓样癌:少见。发生于滤泡旁细胞(C细胞),可分泌降钙素(calcitonin),其生物学特性与未分化癌不同,恶性程度中等,可有颈淋巴结转移和血运转移。

总之,不同类型的甲状腺癌,其生物学特性、临床表现、诊断、治疗及预后均有所不同。

三、甲状腺恶性肿瘤的发病机制

甲状腺恶性肿瘤的发病机制尚不明确,但是其相关因素包括许多方面,主要有以下几类:

1.癌基因及生长因子:近代研究表明,许多动物及人类肿瘤的发生与原癌基因序列的过度表达、突变或缺失有关。

2.电离辐射:目前已查明,头颈部的外放射是甲状腺的重要致癌因素。

3.遗传因素:部分甲状腺髓样癌是常染色体显性遗传病;在一些甲状腺癌患者中,常可询及家族史。

4.缺碘:早在20世纪初,即已有人提出有关缺碘可导致甲状腺肿瘤的观点。

5.雌激素:近些年的研究提示,雌激素可影响甲状腺的生长主要是通过促使垂体释放TSH而作用于甲状腺,因为当血浆中雌激素水平升高时,TSH水平也升高。至于雌激素是否直接作用甲状腺,尚不明确。

临床表现

乳头状癌和滤泡状癌的初期多无明显症状。随着病情进展,肿块逐渐增大,质硬,吞咽时肿块移动度减低。未分化癌上述症状发展迅速,并侵犯周围组织,晚期可产生声音嘶哑、呼吸困难、吞咽困难等。颈交感神经节受压,可产生 Horner 综合征。可有颈淋巴结转移及远处脏器转移(肺、骨、中枢神经系统等)。

髓样癌除有颈部肿块外,由于癌肿产生5-羟色胺和降钙素,病人可出现腹泻、心悸、颜面部潮红和血钙降低等症状。对合并家族史者,应注意多发性内分泌肿瘤综合征Ⅱ型(MEN-Ⅱ)的可能。

辅助检查

一、甲状腺功能

TSH 正常或升高的甲状腺结节,以及TSH降低情况下的冷结节或温结节,应对其进行进一步的评估(如穿刺活检等)。

二、核素扫描

放射性碘或锝的同位素扫描检查(ECT)是判断甲状腺结节的功能大小的重要手段。

三、超声检查

超声是发现甲状腺结节、并初步判断其良恶性的重要手段,是细针穿刺活检(FNA)实施可能性的判断标准。超声下可疑恶变指征,包括:低回声结节、微钙化灶、丰富的血流信号、边界不清晰、结节高度大于宽度等。

四、针吸涂片细胞学检查

针吸活检包括细针穿刺活检及粗针穿刺活检两种,前者是细胞学检查,后者是组织学检查。对于B超发现的可疑恶变的甲状腺结节,可采用该方法明确诊断。目前一般采用细针活检。

鉴别诊断

甲状腺癌常以甲状腺结节为其明显表现,因此,当临床上遇到有结节性甲状腺肿时候,区别结节性质的良恶性具有重要意义。引起甲状腺结节的常见病如下:

一、单纯性甲状腺肿

为引起结节性甲状腺肿的最常见病因。病史一般较长,往往在不知不觉中渐渐长大,偶于体检时发现。

二、甲状腺炎

亚急性甲状腺炎:结节的大小视病变范围而定,质地常常较坚硬。有典型病史,包括起病急、发热、咽痛及显著甲状腺区疼痛和压痛等表现。急性期,甲状腺摄I率降低,显像多呈"冷结节",血清T3和T4升高,呈"分离"现象,有助于诊断。慢性淋巴细胞性甲状腺炎:为对称弥漫性甲状腺肿,无结节;有时可状似结节,硬如橡皮,无压痛。此病起病缓慢,呈慢性发展过程,但是与甲状腺癌可同时发生,临床上不易鉴别,须引起注意。抗甲状腺球蛋白抗体及抗甲状腺过氧化物酶抗体滴度常升高。

三、甲状腺腺瘤

由甲状腺腺瘤或多发结节所致。单个或多个,可与甲状腺肿同时并存或单独出现。腺瘤一般呈圆或椭圆形,质地大多比周围甲状腺组织硬,无压痛。甲状腺摄I率可正常或偏高。肿瘤发展缓慢,临床上大多无症状,但是部分病人发生功能亢进症状。

四、甲状腺囊肿

囊肿内含血液或其他液体、与周围甲状腺组织分界清楚,B超常有助于诊断,临床上除甲状腺肿大和结节外,大多无功能方面改变。

治 疗

手术治疗是除未分化癌以外各种类型甲状腺癌的基本治疗方法,并辅助应用 [131]I 治疗、甲状腺激素及外照射等治疗。

一、手术治疗

甲状腺癌的手术治疗包括甲状腺本身的手术,以及颈淋巴结的清扫。甲状腺的切除范围目前仍有分歧,尚缺乏前瞻性随即对照试验结果的依据。广泛范围手术的优点是降低局部复发率,主要缺点是手术后近期或长期并发症增加。

二、内分泌治疗

甲状腺癌做次全或全切除术后患者应终身服用甲状腺素片,以预防甲状腺功能减退及抑制TSH。乳头状癌和滤泡癌均有TSH受体,TSH通过其受体能够影响甲状腺癌的生长。甲状腺素片的剂量,应根据TSH水平来调整。一般来讲,有残余癌或复发高危因素的患者,TSH应维持在0.1mU／L以下;然而复发低危的无病患者TSH应维持在正常下限附近(稍高或稍低于正常值下限);对于有实验室检查阳性但无器质性病变(甲状腺球蛋白阳性、影像学阴性)的低危组患者,TSH应维持在0.1～0.5mU／L;对于长年无病生存的患者,其TSH或许可以维持在正常参考值内。可用左甲状腺素钠片(优甲乐),每天75～150μg,并定期测定血T4和TSH,根据结果调整药量。

三、放射性核素治疗([131]I治疗)

对于乳头状癌、滤泡癌,术后应用碘适合于45岁以上病人、多发性癌灶、局部侵袭性肿瘤及存在远处转移者。主要是破坏甲状腺切除术后残留的甲状腺组织,对高危病例有利于减少复发和死亡率。

四、体外照射治疗(EBRT)

主要用于除乳头状癌以外的其他甲状腺癌。

预 后

在恶性肿瘤中,甲状腺癌的预后总的来说是好的,不少甲状腺癌已经有转移,但是病人仍然能存活较长时间。影响预后的因素很多,如年龄、性别、病理类型、病变的范围、转移情况和手术方式等,其中以病理类型最重要。分化良好的甲状腺癌患者,95%可以较长时间存活,特别是乳头状癌的生物学特性倾向良好,预后最好;未分化癌的预后最差。肿瘤体积越大,浸润的机会越多,其预后也越差。据有关统计学资料显示,有无淋巴结转移并不影响病人的生存率,原发肿瘤未获控制或出现局部复发可导致死亡率增高,肿瘤直接蔓延或浸润的程度比淋巴结转移更具有重要性。

第15章 原发性甲状旁腺功能亢进症

概　述

甲状旁腺功能亢进症常分为原发性、继发性和三发性等三类。

一、原发性甲状旁腺功能亢进症

原发性甲状旁腺功能亢进症（primary hyperparathyroidism，PHPT）简称原发甲旁亢，系甲状旁腺组织原发病变致甲状旁腺激素（parathyroid hormone，PTH）分泌过多，导致的一组临床症候群，包括高钙血症、肾钙重吸收和尿磷排泄增加、肾结石、肾钙质沉着症和以皮质骨为主骨吸收增加等。病理以单个甲状旁腺腺瘤最常见，少数为甲状旁腺增生或甲状旁腺癌。

二、继发性甲状旁腺功能亢进症

继发性甲状旁腺功能亢进（secondary hyperparathyroidism，SHPT）简称继发性甲旁亢，常为各种原因导致的低钙血症刺激甲状旁腺增生肥大、分泌过多PTH所致，见于慢性肾病、骨软化症、肠吸收不良综合征、维生素D缺乏与羟化障碍等疾病。

三、三发性甲状旁腺功能亢进症

三发性甲状旁腺功能亢进症（tertiary hyperparathyroidism）简称三发性甲旁亢，是在继发性甲旁亢基础上，由于腺体受到持久刺激，发展为功能自主的增生或肿瘤，自主分泌过多PTH所致，常见于慢性肾病和肾脏移植后。

原发性甲状旁腺功能亢进症，在临床上极易被忽略，但当出现不明原因的骨痛、病理性骨折、尿路结石、血尿、尿路感染、高钙血症或顽固性消化性溃疡等情况时，均应想到此病，并做相应检查以确诊。

PHPT是一种相对常见的内分泌疾病,国内尚缺乏关于PHPT发病率或患病率的数据。根据国外报道,其患病率高达1／(500～1000)。该病女性多见,男女比约为1:3,大多数患者为绝经后女性,发病多在绝经后前10年,但也可发生于任何年龄。儿童期发病少见,如该年龄段发病应考虑遗传性内分泌病的可能。

在一个家族中可有一个以上的成员存在甲旁亢,部分为多发性内分泌腺瘤(MEN),MENI是指垂体、胰腺、甲状旁腺、肾上腺皮质的多发性内分泌腺瘤;ME-NII是指甲状旁腺增生或腺瘤同时伴有甲状腺髓样瘤或／和嗜铬细胞瘤。

病因及发病机制

一、病因

大多数PHPT为散发性,少数为家族性或某些遗传性综合征的表现之一,即有家族史或作为某种遗传性肿瘤综合征的一部分,后者的发病机制较为明确。

1.家族性／综合征性PHPT:此类PHPT多为单基因病变,由抑癌基因失活或原癌基因活化引起。

2.散发性PHPT:甲状旁腺腺瘤或腺癌多为单克隆性新生物,由某一个甲状旁腺细胞中原癌和／或抑癌基因发生改变所致,但其原因并不完全清楚,少数患者在发病前数十年有颈部外照射史,或有锂剂使用史。

部分腺瘤细胞中存在染色体1p-pter、6q、15q以及11q的缺失。细胞周期蛋白D1(Cyclin D1,CCND1或PRAD1)基因是最早被确认的甲状旁腺原癌基因,位于人类染色体11q13。约有20%～40%的甲状旁腺腺瘤中存在CCND1的过度表达,可能与DNA重排有关。部分腺瘤组织中发现了抑癌基因MEN1的体细胞突变。抑癌基因HRPT2的突变参与了散发性甲状旁腺癌的发生。

二、病理生理机制

PHPT的主要病理生理改变是甲状旁腺分泌过多PTH,PTH与骨和肾脏的PTH受体结合,使骨吸收增加,致钙释放入血,肾小管回吸收钙的能力增加,并增加肾脏1,25双羟维生素D_3[1,25(OH)$_2D_3$]——活性维生素D的合成,后者作用于肠道,增加肠钙的吸收,导致血钙升高。当血钙上升超过一定水平时,从肾小球滤过的钙增多,致使尿钙排量增多。PTH可抑制磷在近端和远端小管的重吸收,对近端小管的抑制作用更为明显。PHPT时尿磷排出增多,血磷水平随之降低。临床上表现为高钙血症、高钙尿症、低磷血症和高磷尿症。

PTH过多加速骨的吸收和破坏,长期进展可发生纤维性囊性骨炎,伴随破骨细胞的活动增加,成骨细胞活性也增加,故血碱性磷酸酶水平增高。骨骼病变以骨吸收、骨溶解增加为主,也可呈现骨质疏松或同时伴有佝偻病／骨软化,后者的发生可能与钙摄入减少和维生素 D 缺乏有关。由于尿钙和尿磷排出增加，磷酸钙、草酸钙等钙盐沉积而形成肾结石、肾钙化，易有尿路感染、肾功能损伤，晚期可发展为尿毒症，此时血磷水平可升高。血钙过高导致迁移性钙化，钙在软组织沉积，引起关节痛等症状。高浓度钙离子可刺激胃泌素分泌，胃壁细胞分泌胃酸增加，形成高胃酸性多发性胃十二指肠溃疡；高浓度钙离子还可激活胰腺管内胰蛋白酶原，引起自身消化，导致急性胰腺炎。PTH 过多还可抑制肾小管重吸收碳酸氢盐，使尿呈碱性，不仅可促进肾结石的形成，部分患者还可引起高氯性酸中毒，后者可增加骨矿盐的溶解，加重骨吸收。

病　理

一、病理类型

正常甲状旁腺上下各 1 对，共 4 个腺体。PHPT 的病变甲状旁腺病理类型有腺瘤、增生和腺癌 3 种。

1. 腺瘤：国外文献报道占 80%～85%，国内文献报道占 78%～92%，大多为单个腺体受累，少数有 2 个或 2 个以上腺瘤。瘤体一般较小，肿瘤重量 0.4～60g 不等。

2. 增生：国外文献报道占 10%～15%，国内报道占 8%～18%，一般 4 个腺体都增生肥大，也有以一个增大为主，主细胞或水样清细胞增生，其中间质脂肪和细胞内基质增多，与正常甲状旁腺组织移行，常保存小叶结构，但尚无公认的区分腺瘤和增生的形态学标准。

3. 腺癌：少见，西方国家多数报道不足 1.0%，国内文献报道占 3.0%～7.1%，一般瘤体较腺瘤大，细胞排列成小梁状，被厚纤维索分割，细胞核大深染，有核分裂，有包膜和血管的浸润、局部淋巴结和远处转移，转移以肺部最常见，其次为肝脏和骨骼。

4. 甲状旁腺囊肿：可分为功能性甲状旁腺囊肿和非功能性甲状旁腺囊肿两种，囊肿液体清亮或浑浊，需与甲状旁腺瘤（癌）囊性变鉴别。

二、PHPT 骨骼受累特征性改变

1. 骨膜下吸收：以指骨桡侧最为常见，外侧骨膜下皮质呈不规则锯齿样，可进展为广泛的骨皮质吸收。

2. 纤维囊性骨炎：常为多发，内含棕色浆液或黏液，易发生在掌骨、肋骨骨干的中央髓腔部分、长骨或骨盆，可进展并破坏表面的皮质；"棕色瘤（browntumor）"，由大量多核破骨细胞（"巨细胞"）混杂基质细胞及基质组成。

3. 病理性骨折。

临床表现

PHPT病情程度不同,临床表现轻重不一。PHPT临床表现可累及机体的多个系统,具体如下:

一、非特异性症状

乏力、易疲劳、体重减轻和食欲减退等。

二、骨骼

常表现为全身性弥漫性、逐渐加重的骨骼关节疼痛,承重部位骨骼的骨痛较为突出,如下肢、腰椎部位。病程较长的患者可出现骨骼畸形,包括胸廓塌陷、脊柱侧弯、骨盆变形、四肢弯曲等。患者可有身高变矮。轻微外力引发病理性骨折,或出现自发骨折。纤维囊性骨炎好发于颌骨、肋骨、锁骨及四肢长骨,病变部位容易发生骨折,四肢较大的纤维囊性骨炎病变可能被触及和有压痛。患者的活动能力明显降低,甚至活动受限。牙齿松动或脱落。

三、泌尿系统

患者常出现烦渴、多饮、多尿;反复、多发泌尿系结石可引起肾绞痛、输尿管痉挛、肉眼血尿,甚至尿中排沙砾样结石等。患者还易反复罹患泌尿系感染,少数病程长或病情重者可以引发肾功能不全。

四、消化系统

患者有纳差、恶心、呕吐、消化不良及便秘等症状。部分患者可出现反复消化道溃疡,表现为上腹疼痛、黑便等症状。部分高钙血症患者可伴发急、慢性胰腺炎,出现上腹痛、恶心、呕吐、纳差、腹泻等临床表现,甚至以急性胰腺炎发作起病。

五、心血管系统

高钙血症可以促进血管平滑肌收缩,血管钙化,引起血压升高,高血压是PHPT最常见的心血管系统表现,PHPT治愈后,高血压可得以改善。少数PHPT患者可以出现心动过速或过缓、ST段缩短或消失,Q-T间期缩短,严重高钙血症者可出现明显心律失常。

六、神经肌肉系统

高钙血症患者可出现淡漠、消沉、烦躁、反应迟钝、记忆力减退,严重者甚至出现幻觉、躁狂、昏迷等中枢神经系统症状。患者易出现四肢疲劳、肌无力,主要表现为四肢近端为主的肌力下降。部分患者还表现为肌肉疼痛、肌肉萎缩、腱反射减弱。

七、精神心理异常

患者可出现倦怠、嗜睡、情绪抑郁、神经质、社会交往能力下降,甚至认知障碍等心理异常的表现。PHPT治愈后,心理异常的表现可以明显改善。

八、血液系统

部分PHPT的患者可以合并贫血,尤其是病程较长的PHPT患者或甲状旁腺癌患者。

九、其他代谢异常

部分患者可以伴有糖代谢异常,表现为糖耐量异常、糖尿病或高胰岛素血症,出现相应临床症状。

实验室检查

PHPT特征性实验室检查是高钙血症、低磷血症、高钙尿症、高磷尿症和高PTH血症。常用的实验室检查项目如下:

一、血清钙和血游离钙

1. 血清钙(总钙,通常称血钙)正常参考值为2.2～2.7mmol／L(8.8～10.9mg／dL),PHPT时血钙水平可呈现持续性增高或波动性增高,少数患者血钙值持续正常(正常血钙PHPT),因此必要时需反复测定。判断血钙水平时应注意使用血清白蛋白水平校正。血清白蛋白浓度低于40g／L(4g／dL)时,每降低10g／L(1.0g／dL)会引起血钙水平降低0.20mmol／L(0.8mg／dL)。计算方法:

经血清白蛋白校正血钙(mg／dL)=实测血钙(mg／dL)+0.8×[4.0－实测血清白蛋白(g／dL)]

2. 正常人血游离钙水平为(1.18±0.05)mmol／L。血游离钙测定结果较血总钙测定对诊断高钙血症更为敏感,且不受白蛋白水平的影响。因设备条件尚不普及,不作为确诊高钙血症的常规检查项目,但有助于多次检查血总钙值正常、而临床上疑诊PHPT者高钙血症的判断。

二、血清磷

血清磷正常参考值成人为(0.97～1.45)mmol／L(3.0～4.5mg／dL)、儿童为(1.29～2.10)mmol／L(4.0～6.5mg／dL)。低磷血症是PHPT的生化特征之一。如出现高磷血症常提示肾功能不全或高磷摄入。甲旁亢时,由于PTH的作用使肾脏对碳酸氢盐的重吸收减少,对氯的重吸收增加,会导致高氯血症,血氯／磷比值会升高,通常＞33。

三、血清碱性磷酸酶

血清碱性磷酸酶正常参考值成人为(32～120)U／L,儿童的正常值较成人高2～3倍。高碱性磷酸酶血症是PHPT的又一特征。血碱性磷酸酶增高往往提示存在骨骼病损,骨碱性磷酸酶升高更为特异,其水平愈高,提示骨病变愈严重或并存佝偻病／骨软化症。其他的骨转换生化标志物(如骨钙素、Ⅰ型原胶原N末端前肽或Ⅰ型胶原C末端肽交联等)水平升高,亦具参考价值。

四、尿钙

多数PHPT的患者尿钙排泄增加(家族性低尿钙性高钙血症除外),24h尿钙女性>250mg,男性>300mg,或24h尿钙排出>4mg/kg。甲状旁腺功能亢进症合并骨软化症和严重维生素D缺乏时尿钙排泄可能不增加。

五、血肌酐(Cr)和尿素氮(BUN)水平

测定血Cr和BUN等肾功能检查有助于原发性与继发性和三发性甲旁亢的鉴别。Cr和BUN水平升高亦可见于甲状旁腺功能亢进症伴脱水或伴肾脏损伤害。

六、血甲状旁腺素(PTH)

PTH在血循环中主要有4种存在形式。

1.完整的PTH1-84,占5%~20%,具有生物活性。

2.N端PTH1-34(即PTH-N),也具有生物活性,量很少。

3.C端PTH56-84(即PTH-C,其中又分为若干种不同长度的片段)。

4.中段PTH(即PTH-M)。后二者占PTH的75%~95%,半衰期长,但无生物活性。前二者半衰期短,不超过10min。此外还有少量的PTH原、前PTH原等。第1代PTH测定(1959~1987年)是采用单一抗体的放射免疫技术(radioimmunoassay,RIA),测定有PTH1-84的氨基端片段、中间段和羧基端片段等多个片段。第2代PTH测定采用免疫放射分析法(immunoradiometricassay,IRMA)或免疫化学发光法(immunochemiluminometricassay,ICMA)所测定的"完整(intact)"PTH。但该方法检测除全长的PTH1-84外,还包括具有部分生物活性的长羧基片段(PTH7-84),可能会高估血清中激素的生物活性。第3代检测技术仅特异性检测PTH1-84。但多数学者认为第2代测定即可满足甲旁亢的诊断。血循环中PTH分子的不均一性,以及所用抗血清来源及抗原的不同,使各实验室的血清PTH正常参考范围有较大差异,而且所用的单位也不统一。

PTH测定对甲状旁腺功能亢进症的诊断至关重要。当患者存在高钙血症伴有血PTH水平高于正常或在正常范围偏高的水平,则需考虑原发性甲旁亢的诊断。因肿瘤所致的非甲旁亢引起的高钙血症,由于现代完整PTH检测对PTH相关蛋白没有交叉反应,此时PTH分泌受抑制,血PTH水平低于正常或测不到。

七、血维生素D

PHPT的患者易出现维生素D缺乏,合并佝偻病、骨软化症时可能伴有严重的维生素D缺乏,血25羟维生素D(25OHD)水平低于20ng/mL,甚至低于10ng/mL。而由于过多PTH的作用,血液中的1,25$(OH)_2D_3$的水平则可能高于正常。

上述指标的参考范围因实验室及检测方法的不同可能存在差异。

影像及定位检查

一、骨骼病变

PHPT的骨骼病变常规影像学检查为X线摄片。骨密度测量有助于评估患者的骨量状况及其治疗后变化。

1.骨骼X线检查：约40%以上的本病患者X线片可见骨骼异常改变。主要有骨质疏松、骨质软化、骨质硬化、骨膜下吸收及骨骼囊性变等。另外，本病可累及关节，出现关节面骨质侵蚀样改变。骨质疏松征象表现为广泛性骨密度减低，骨小梁稀少，骨皮质变薄，严重者骨密度减低后与周围软组织密度相似，并可继发骨折；颅骨疏松的骨板可见颗粒样改变。骨质软化或佝偻病样改变分别见于成年和儿童患者。X线特征为骨结构、特别是松质骨结构模糊不清。成人骨质软化X线所见主要为骨骼变形及假骨折。骨骼变形主要见于下肢承重的管状骨及椎体。假骨折多见于耻骨、坐骨、股骨及锁骨，其X线特征为与骨皮质相垂直的带状低密度影，椎体骨质软化可出现双凹变形，儿童佝偻病表现多见于尺桡骨远端、股骨和胫骨两端，主要表现为干骺端呈杯口样变形及毛刷样改变，有时可同时伴有骨骺滑脱移位，称之为干骺端骨折。骨质硬化多见于合并肾性骨病患者。脊椎硬化在其侧位X线片可见椎体上下终板区带状致密影，与其相间椎体中部的相对低密度影共同形成"橄榄衫"或"鱼骨状"影像；颅板硬化增厚使板障间隙消失、并可伴有多发的"棉团"样改变。骨膜下骨质吸收X线特征为骨皮质外侧边缘粗糙、模糊不清，或不规则缺损，常见于双手指骨，并以指骨骨外膜下骨质吸收最具有特异性，但这并不是本病的早期X线征象，双手掌骨，牙周膜，尺骨远端，锁骨，胫骨近端及肋骨等处可见骨质吸收。另外，尚可见到皮质内骨质吸收、骨内膜下骨质吸收及关节软骨板下骨质吸收。骨骼囊性改变为纤维囊性骨炎所致，多见于四肢管状骨，皮质和髓质均可受累。如囊肿内含棕色液体，即所谓的"棕色瘤"。X线表现为偏心性、囊状溶骨性破坏，边界清晰锐利，囊内可见分隔。需注意并非每个患者的骨骼改变均有上述X线表现，不同患者其骨骼改变亦不相同；X线所见阴性者不能除外本病；仅凭X线所见也难以区分原发性或继发性甲状旁腺亢进症。

2.骨显像：骨显像是一种具有高灵敏度、能反映骨骼病变的核医学功能影像技术，能比其他放射学检查更早发现病灶。轻度PHPT病例骨显像可以表现为正常，严重的PHPT病例中，可见到典型代谢性骨病的骨显像特征：中轴骨示踪剂摄取增高；长骨示踪剂摄取增高；关节周围示踪剂摄取增加；颅骨和下颌骨示踪剂摄取增加，呈"黑颅"；肋软骨连接处放射性增高，呈"串珠状"；胸骨柄和胸骨体侧缘示踪剂摄取增加，呈"领带征"；肾影变淡或消失。骨显像有时可见到软组织多发异位钙化，多位于肺、胃、肾脏、心脏和关节周围，钙化灶可呈迁徙性，甲状旁腺肿物切除后可消退。

二、泌尿系统影像学评估

15%～40%的PHPT患者可发生泌尿系结石。肾结石病主要发生于集合系统内，发生于肾实质内的结石称为肾钙质沉着。X线摄片是最常用的影像学检查，采用腹部平片、排泄性尿路造影、逆行肾盂造影、经皮肾穿刺造影可发现结石。泌尿系超声亦可以发现结石，并能够观察有无肾积水和肾实质萎缩。对于以上2种检查不能明确者，可借助CT或磁共振尿路成像确定。

三、定位检查

1.颈部超声（含细针穿刺）：

（1）甲状旁腺超声：超声检查是甲状旁腺功能亢进症术前定位的有效手段。超声声像图表现：

甲状旁腺腺瘤：多为椭圆形，边界清晰，内部多为均匀低回声，可有囊性变，但钙化少见。彩色多普勒血流显像瘤体内部血供丰富，周边可见绕行血管及多条动脉分支进入。腺瘤囊性变时超声可表现为单纯囊肿、多房囊肿、囊实性。

甲状旁腺增生：常多发，增生较腺瘤相对小，声像图上二者难以鉴别，必须结合临床考虑。

甲状旁腺腺癌：肿瘤体积大，多超过2cm，分叶状，低回声，内部回声不均，可有囊性变、钙化。侵犯周围血管是其特异性表现。

（2）超声引导甲状旁腺病灶穿刺液PTH测定：超声引导细针穿刺抽吸液PTH测定有助于确定病灶是否甲状旁腺来源。如联合穿刺细胞学评估、免疫组织化学染色可进一步提高诊断准确性。该方法为术前影像学定位不清及PHPT复发需再次明确手术病灶者提供了有效的术前定位诊断方法。

2.放射性核素检查：甲状旁腺动态显像是用于PHPT定位诊断的核医学功能影像技术。99mTc-MIBI（99mTc-甲氧基异丁基异腈）是应用最广泛的甲状旁腺显像示踪剂。功能亢进的甲状旁腺肿瘤组织对99mTc-MIBI的摄取明显高于正常甲状腺组织，而洗脱速度明显慢于周围的甲状腺组织，因而，采用延迟显像并与早期影像进行比较能够诊断功能亢进的甲状旁腺病灶。静脉注射99mTc-MIBI740～1110MBq（20～30mCi）后，于10～30min和1.5～2.5h分别在甲状腺部位采集早期和延迟显像。当怀疑异位甲状旁腺时，应加做胸部抬高位，即包括颈部和上胸部，必要时行断层显像。早期相及延迟相均示甲状腺、甲状腺外的颈部或纵膈区可见单个或多个异常放射性浓聚区，且放射性浓聚区消退不明显，是典型功能亢进的甲状旁腺组织显影图像。某些情况可能干扰甲状旁腺显像，导致假阴性或假阳性结果，包括甲状旁腺病变过小，甲状旁腺增生，异位甲状旁腺腺瘤，甲状腺疾病（甲状腺腺瘤、甲状腺癌和结节性甲状腺肿等）等。因此，结合甲状腺显像有助于鉴别诊断。

3.CT及MR：CT和MR对甲状旁腺病灶（多为腺瘤）的定位有所帮助。正常甲状旁腺或其较小病灶的常规CT和MR影像均与周围的甲状腺影像相似，难于区分；薄层增强CT和MR影像有助于较小病灶的检出，但目前CT和MR并不作为甲状旁腺病变的首选影像学检查方法。CT和MR主要用于判断病变的具体位置、病变与周围结构之间的关系以及病变本身的形态特征。

4.选择性甲状腺静脉取血测PTH：是有创性PHPT定位检查手段。在不同部位（如甲状腺上、中、下静脉，胸腺静脉、椎静脉）分别取血，同时采集外周血作对照，血PTH的峰值点反映病变甲状旁腺的位置，升高1.5～2倍则有意义。

5.术中PTH监测：术中快速测定PTH水平变化能在术中确定功能亢进的甲状旁腺组织是否被切除，尤其适用于术前定位明确、颈部切口较小或微创甲状旁腺切除手术。通常的操作流程是：在即将切除最后一处功能亢进的甲状旁腺组织之前采取外周血作为术前PTH值，切除后5、10、15min时分别取外周血测定PTH水平，常用预示功能亢进组织已切除的标准是术后10min内PTH下降50%以上。

诊断及鉴别诊断

一、PHPT的诊断线索

具有以下临床表现时应考虑PHPT诊断：

1.复发性或活动性泌尿系结石或肾钙盐沉积症。

2.原因未明的骨质疏松症，尤其伴有骨膜下骨皮质吸收和（或）牙槽骨板吸收及骨囊肿形成者。

3.长骨骨干、肋骨、颌骨或锁骨"巨细胞瘤"，特别是多发性者。

4.原因未明的恶心、呕吐，久治不愈的消化性溃疡、顽固性便秘或复发性胰腺炎者。

5.无法解释的精神神经症状，尤其是伴有口渴、多尿和骨痛者。

6.阳性家族史者以及新生儿手足搐搦症患儿的母亲。

7.长期应用锂制剂而发生高钙血症者。

8.高钙尿症伴或不伴高钙血症者。

9.补充钙剂、维生素D制剂或应用噻嗪类利尿剂时出现高钙血症者。

二、诊断

根据病史、骨骼病变、泌尿系统结石和高血钙的临床表现，以及高钙血症和高PTH血症并存可做出定性诊断（血钙正常的原发性甲旁亢例外）。此外，血碱性磷酸酶水平升高，低磷血症，尿钙和尿磷排出增多，X线影像的特异性改变等均支持原发性甲旁亢的诊断。定性诊断明确后，可通过超声、放射性核素扫描等有关定位检查了解甲状旁腺病变的部位完成定位诊断。

三、鉴别诊断

主要包括与其他类型甲旁亢的鉴别及临床表现鉴别。

1. 与其他类型甲旁亢的鉴别：

（1）继发性甲旁亢：是指甲状旁腺受到低血钙刺激而分泌过量的 PTH 以提高血钙的一种慢性代偿性临床综合征，其血钙水平为低或正常。常见的原因有慢性肾功能不全、维生素D缺乏、肠吸收不良综合征、妊娠和哺乳等。

（2）三发性甲旁亢：是在长期继发性甲旁亢的基础上，受到强烈和持久刺激的甲状旁腺组织已发展为功能自主的增生或腺瘤，血钙水平超出正常，常需要手术治疗。

（3）异位甲状旁腺功能亢进症（ectopic hyperparathyroidism / ectopic secretion of PTH，简称异位甲旁亢）：指由某些非甲状旁腺肿瘤自主分泌过多的 PTH（而非 PTHrP）所引起的甲状旁腺功能亢进症。导致异位甲旁亢的肿瘤有肺癌、卵巢癌、胰腺癌、肝癌、甲状腺乳头状癌等。

2. 临床表现的鉴别：

（1）高钙血症的鉴别诊断：首先，如血白蛋白水平不正常则需通过公式计算校正后的血总钙或通过游离钙的测定确定高钙血症的诊断。其次，根据同时测定的血 PTH 水平初步判断高钙血症的病因：若 PTH 降低，考虑恶性肿瘤、结节病、甲状腺功能亢进症和维生素D中毒等原因；若 PTH 正常或升高，需排除与噻嗪类利尿剂或锂制剂使用相关高钙血症。还可进一步测定钙清除率／肌酐清除率比值，若比值＞0.01，可初步明确原发性甲旁亢的诊断；若比值＜0.01 需考虑家族性低尿钙高钙血症。

（2）骨骼病变的鉴别诊断：有骨痛、骨折或骨畸形表现的患者需要与原发性骨质疏松症、佝偻病／骨软化症、肾性骨营养不良、骨纤维异常增殖症等疾病鉴别，主要根据病史、体征、X线的表现以及实验室检查。

（3）泌尿系结石的鉴别诊断：本病常以反复发作的单侧或双侧泌尿系结石起病，可通过详细的病史询问、体格检查、血生化及尿液检验，影像诊断、结石成分的分析与其他导致泌尿系结石的疾病进行鉴别。

治　疗

PHPT的治疗包括手术治疗和药物治疗。

一、手术治疗

手术为PHPT首选的治疗方法。手术指征包括：

1.有症状的PHPT的患者。

2.无症状的PHPT的患者合并以下任一情况：

(1)高钙血症,血钙高于正常上限0.25mmol／L(1mg／dL)。

(2)肾脏损害,肌酐清除率低于60mL／min。

(3)任何部位骨密度值低于峰值骨量2.5个标准差(T值＜－2.5),及或出现脆性骨折。

(4)年龄小于50岁。

(5)患者不能接受常规随访。

3.无手术禁忌证,病变定位明确者不符合上述手术指征的PHPT患者,是否需要手术治疗存在争议,手术干预需要依据个体化原则,可依据患者年龄、预期寿命、手术风险、手术意愿和靶器官损害风险等因素综合考虑。术后监测和随访:病变甲状旁腺成功切除后,血钙及PTH在术后短期内降至正常,甚至出现低钙血症。术后定期复查的时间为3~6个月1次,病情稳定者可逐渐延长至每年1次。随访观察的内容包括症状、体征、血钙、血磷、骨转换指标、PTH、肌酐、尿钙和骨密度等。

二、药物治疗

PHPT患者如出现严重高钙血症甚至高钙危象时需及时处理。对于不能手术或拒绝手术的患者可考虑药物治疗及长期随访。

1.高钙血症:治疗高钙血症最根本的办法是去除病因,即行病变甲状旁腺切除术。由于高钙血症造成的各系统功能紊乱会影响病因治疗,严重时高钙危象可危及生命,短期治疗通常能有效地缓解急性症状、避免高钙危象造成的死亡,争取时间确定和去除病因。对高钙血症的治疗取决于血钙水平和临床症状。通常对轻度高钙血症患者和无临床症状的患者,暂无需特殊处理;对出现症状和体征的中度高钙血症患者,需积极治疗。当血钙＞3.5mmol／L时,无论有无临床症状,均需立即采取有效措施降低血钙水平。治疗原则包括扩容、促进尿钙排泄、抑制骨吸收等。

(1)扩容、促尿钙排泄:高钙血症时由于多尿、恶心、呕吐引起的脱水非常多见,因此需首先使用生理盐水补充细胞外液容量。充分补液可使血钙降低0.25~0.75mmol／L。补充0.9%氯化钠注射液一是纠正脱水,二是通过增加肾小球钙的滤过率及降低肾脏近、远曲小管对钠和钙的重吸收,使尿钙排泄增多。但老年患者及心肾功能不全的患者使用时需慎重。细胞外液容量补足后可使用呋塞米(速尿)。速尿和利尿酸钠可作用于肾小管髓袢升支粗段,抑制钠和钙的重吸收,促进尿钙排泄,同时防止细胞外液容量补充过多。速尿的应用剂量为20~40mg静脉注射;当给予大剂量速尿加强治疗时需警惕水、电解质紊乱。由于噻嗪类利尿药可减少肾脏钙的排泄,加重高钙血症,因此绝对禁忌。

(2)应用抑制骨吸收药物:此类药物的早期使用可显著降低血钙水平,并可避免长期大量使用生理盐水和速尿造成的水及电解质紊乱。

双膦酸盐：静脉使用双膦酸盐是迄今为止最有效的治疗高钙血症的方法。高钙血症一经明确，应尽早开始使用，起效需2～4d，达到最大效果需4～7d，大部分患者血钙能降至正常水平，效果可持续1～3周。国内目前用于临床的为帕米膦酸钠（pamidronate）、唑来膦酸（zoledronic acid）和伊班膦酸钠（ibandronate）。帕米膦酸钠推荐剂量为30～60mg，1次／静脉滴注，通常加入500mL液体中静脉滴注4h以上。唑来膦酸推荐剂量为4mg，1次／静脉滴注，通常加入100mL液体静脉滴注15min以上。伊班膦酸钠推荐剂量为2～4mg，1次／静脉滴注，通常加入500mL液体中输注2h以上。用药前需要检查患者的肾功能，要求肌酐清除率＞35mL／min。少数患者可出现体温升高、有时会出现类似流感样症状，可予以对症处理。

降钙素：降钙素起效快，不良反应少，但效果不如双膦酸盐显著。使用降钙素2～6h内血钙可平均下降0.5mmol／L。常用剂量为：鲑鱼降钙素2～8IU／kg，鳗鱼降钙素0.4～1.6U／kg，皮下或肌内注射，每6～12h注射1次。降钙素半衰期短，每日需多次注射。但其降低血钙的效果存在逸脱现象（多在72～96h内发生），不适于长期用药。故降钙素多适用于高钙危象患者，短期内可使血钙水平降低，用于双膦酸盐药物起效前的过渡期。

其他：对于上述治疗无效或不能应用上述药物的高钙危象患者，还可使用低钙或无钙透析液进行腹膜透析或血液透析，治疗顽固性或肾功能不全的高钙危象，可达到迅速降低血钙水平的目的。此外，卧床的患者应尽早活动，以避免和缓解长期卧床造成的高钙血症。

2.长期治疗：

（1）不能手术或不接受手术的患者：对不能手术或不接受手术的PHPT患者的治疗旨在控制高钙血症、减少甲旁亢相关并发症。应适当多饮水，避免高钙饮食，尽量避免使用锂剂、噻嗪类利尿剂。

药物治疗适用于不能手术治疗、无症状PHPT患者，包括双膦酸盐、雌激素替代治疗（HRT）、选择性雌激素受体调节剂（SERM）及拟钙化合物。

双膦酸盐：双膦酸盐能够抑制骨吸收，减少骨丢失。建议有骨量减少或骨质疏松但不能手术治疗的PHPT患者使用。可增加骨密度，但改善程度弱于接受手术治疗者。常用药物有阿仑膦酸钠，70mg，1次／周。亦可考虑双膦酸盐静脉制剂。

雌激素：雌激素能够抑制骨转换，减少骨丢失。短期雌激素替代治疗主要适用于无雌激素禁忌证的绝经后PHPT患者，可提高骨密度，不升高血钙浓度。常用药物有结合雌激素和雌二醇。

选择性雌激素受体调节剂：雷洛昔芬是一种选择性雌激素受体调节剂（SERM），主要用于治疗绝经后骨质疏松症。目前仅有一项小规模有关无症状

PHPT试验,应用雷洛昔芬治疗8周,血钙水平轻度降低。仍需要更多研究评价雷洛昔芬在PHPT中的应用。

拟钙化合物:西那卡塞(cinacalcet)是目前应用的一种拟钙化合物,能激活甲状旁腺上的钙敏感受体,从而抑制PTH分泌,降低血钙。尤其适用于不能接受手术、而高钙血症的症状明显或血钙明显升高者。应用后1周内即可检测到血钙变化,在治疗中应注意监测血钙水平,但其对骨密度无显著影响。剂量为30mg,2次/d。

(2)术后药物治疗:低钙血症是病变甲状旁腺切除术后常见的并发症之一。术后低钙血症的原因主要是相对的、瞬时甲状旁腺功能不足。因此这种低钙血症通常是一过性的,术前功能受抑制的正常甲状旁腺,术后能够逐渐恢复功能,使血钙恢复正常。

骨饥饿综合征(hungrybonesyndrome,HBS)多见于术前骨骼受累严重者,术后随着钙、磷大量沉积于骨组织,出现低钙血症、低磷血症,导致手足搐搦,甚者危及生命。严重低钙血症者需要补充大量钙剂。当能够吞咽时,及时口服补充元素钙2~4g/d,如口服困难或症状较重者应积极给予静脉补钙。初始可予10%葡萄糖酸钙10~20mL缓慢静脉注射缓解症状,之后可予10%葡萄糖酸钙100mL稀释于0.9%氯化钠注射液或葡萄糖液500~1000mL内,根据症状和血钙水平调节输液速度,通常需要以每1h0.5~2mg/kg的速度静脉滴注,定期监测血清钙水平,避免发生高钙血症。维生素D的补充对缓解低钙血症也是有益的,可以口服骨化三醇,0.5~4.0μg/d,血钙维持正常后,骨化三醇逐渐减量,避免发生高钙血症。

预 后

手术切除病变的甲状旁腺后高钙血症及高PTH血症即被纠正,骨吸收指标的水平迅速下降。术后1~2周骨痛开始减轻,6~12个月明显改善。多数术前活动受限者于术后1~2年可以正常活动并恢复工作。骨密度在术后显著增加,以术后第1年内增加最为明显。文献报告成功的PHPT手术后泌尿系统结石的发生率可减少90%,而剩余5%~10%的结石复发者可能存在甲旁亢以外的因素。已形成的结石不会消失,已造成的肾功能损害也不易恢复,部分患者高血压程度可能较前减轻或恢复正常。

第 16 章　继发性甲状旁腺功能亢进症

概　述

继发性甲状旁腺功能亢进症,简称继发性甲旁亢,是指在慢性肾功能不全、肠吸收不良综合征、Fanconi综合征和肾小管酸中毒、维生素D缺乏或抵抗以及妊娠、哺乳等情况下,甲状旁腺长期受到低血钙、低血镁或高血磷的刺激而分泌过量的PTH,以提高血钙、血镁和降低血磷的一种慢性代偿性临床表现,长期的甲状旁腺增生最终导致形成功能自主的腺瘤。

病　因

一、维生素D伴钙缺乏造成的低血钙

1.钙摄入不足或妊娠、哺乳期钙需要量增多。

2.胃切除术后、脂肪泻、肠吸收不良综合征以及影响消化液分泌的肝、胆、胰慢性疾患。

3.慢性肝病或长期服用抗癫痫药物造成肝内25-羟化酶活性不足,导致体内维生素D活化障碍,肠钙吸收减少。

4.长期服用缓泻药或消胆胺造成肠钙丢失。

二、慢性肾脏疾病、慢性肾功能不全所致的1,25二羟维生素D_3缺乏

1.慢性肾功能不全:肾脏排磷减少,导致磷酸盐潴留,高磷酸盐血症引起血钙降低;同时由于肾1-α-羟化酶缺乏造成肠钙吸收不足,导致低血钙;在肾透析过程中补钙不足,同样造成低血钙,高血磷和低血钙刺激甲状旁腺增生,长期并形成腺瘤。

2.肾小管性酸中毒(如Fanconi综合征):尿中排出大量磷酸盐,致骨质中羟磷灰石含量不足,骨的钙库亏损,导致低血钙,间接刺激甲状旁腺,导致继发性甲旁亢。

3.自身免疫性肾小管受损:许多自身免疫性疾病均可导致肾小管受损,活性维生素D缺乏,导致肠钙吸收障碍和骨矿化不良,诱发继发性甲旁亢。

三、继发性甲状旁腺功能亢进

机体对病理因素的刺激反应过度,继发性甲旁亢时间过长,甲状旁腺由代偿性功能亢进发展成自主性功能亢进,形成分泌过多的PTH的腺瘤。

四、其他内分泌疾病

各种原因所致的皮质醇增多症,均能引起继发性甲旁亢;绝经后骨质疏松症妇女机体内维生素D活化及肠钙吸收能力减弱,或由于肾脏清除PTH的速度减慢,导致血浆PTH升高。

五、严重低血镁和锂盐治疗

严重低血镁和锂盐治疗,均可诱发继发性甲状旁腺功能亢进。

发病机制

一、低钙血症

血钙水平与PTH分泌曲线呈"S"形,正常钙浓度即钙调定点处于S曲线的中点处,所以PTH对血钙的变化十分敏感,轻微的钙浓度下降就可以引起PTH大量分泌。CRF时肾脏排磷减少导致血磷升高,继而可引起血钙降低。由于维生素D3受体水平下调,导致钙调定点升高,肠道钙吸收减少,也引起血浆钙降低,使PTH分泌增加。

二、高磷血症

磷约占体重的1%。其中85%在骨组织,14%在软组织中,1%在细胞外液。其中细胞外液磷的10%与蛋白结合,其余90%呈游离状态或与阳离子结合可通过肾小球滤过。饮食中有大量的磷,一般每日摄入1000~1500mg。正常情况下,摄取的磷60%~80%在小肠近端吸收。摄入的磷1/3经粪便排出,但磷排泄的调节在肾脏,每天经肾小球滤过约5.25克磷,其中80%~90%被重吸收,主要(80%)在近曲小管通过Na/P转运体Ⅱa重吸收。

高磷血症是慢性肾衰竭患者十分常见且严重的并发症,发生率在50%以上。高磷血症的原因是多方面的。肾功能衰竭严重时磷的排泄急剧减少,当肾小球滤

过率低于 $20\sim30$ mL / min 时即出现血磷明显升高;饮食摄磷过多也是高血磷常见的原因,透析不充分是高磷血症的另一主要原因。另外,有极少数严重的 SHPT 患者,破骨细胞骨质吸收增加,骨钙和骨磷向外释放,加重了高磷血症。持续高磷血症可产生严重后果。研究发现,高磷可直接刺激 PTH 分泌和甲状旁腺细胞增生。大鼠饲以低磷饮食,PTH 在 mRNA 转录后的水平降低,高磷和低磷饮食分别增加和降低甲状旁腺细胞的增生。严重 SHPT 透析患者,血磷越高,血浆 PTH 水平也越高;高磷血症得到控制之后,PTH 水平下降,血磷越低,PTH 水平也越低。高磷血症使血浆钙磷乘积升高,可导致软组织的异位钙化。此外,高磷血症还可导致 1,25 $(OH)_2D_3$ 抵抗。高磷血症是透析患者 SHPT 治疗失败的根本原因。高血磷可以增加透析患者死亡率,Block 等根据血磷水平把透析患者分为五组,发现患者血磷超高,死亡率也超高,血磷大于 2.1mmol / L 组死亡率已明显升高(P=0.03),血磷大于 2.6mmol / L 组死亡率更高(P<0.0001)。

三、维生素 D_3 受体密度和结合力降低

体外研究发现 1,25 $(OH)_2D_3$ 能直接抑制甲状旁腺细胞 PTH-mRNA 转录,1,25 $(OH)_2D_3$ 水平低下使 PTH-mRNA 水平升高,PTH 合成增加。1,25 $(OH)_2D_3$ 通过胞浆内维生素 D 受体复合物发挥作用(VDR),尿毒症时 VDR 的密度和结合力均降低,VDR 数量和功能降低使 1,25 $(OH)_2D_3$ 对甲状旁腺抑制作用减低,PTH 分泌增加,导致 SHPT。

四、1,25 $(OH)_2D_3$ 抵抗

研究发现,血钙、磷和 1,25 $(OH)_2D_3$ 水平均正常的患者同样有发生 SHPT 的可能,轻度肾功能不全大鼠尽管维生素 D 受体(VDR)正常,仍有 SHPT 的生化异常和组织学改变。说明此时机体对生理水平 1,25 $(OH)_2D_3$ 已有抵抗作用,PTH 水平也已升高,当加入高于生理浓度 1,25 $(OH)_2D_3$ 时,可以抑制 PTH 分泌。

此外,慢性肾衰患者常伴发代谢性酸中毒,刺激 PTH 的分泌,并影响 PTH 与受体的结合,致使 PTH 分泌增加。随着 PTH 分泌增加,引起血钙上升,血钙升高刺激降钙素分泌增加,结果又使血钙降低,进一步使 PTH 增高;降钙素还可阻止 PTH 与受体结合而增加 PTH 的分泌;骨骼对 PTH 抵抗、自主性甲状旁腺细胞增生以及 PTH 降解减少等。这样形成恶性循环,甲状旁腺功能亢进加重。

临床表现

慢性肾功能衰竭(CRF)所致的继发性甲状旁腺功能亢进主要临床表现有:

一、骨骼症状

骨骼疼痛呈自发性或在加压后加剧,骨痛多见于脊柱、髋、膝等负重关节,且在

活动时加重,疼痛呈发作性或持续性,还可伴病理性骨折和骨畸形。此与PTH促进骨质溶解、破骨细胞增多、全身骨骼普遍脱钙有关。骨折多见于肋骨、脊柱等部位;关节畸形可见脊柱侧凸、胸廓变形,儿童可出现骨生长延迟。

二、神经毒性和神经肌肉症状

PTH的神经毒性作用,可引起精神失常、脑电图紊乱和周围神经病变,也可出现近端肌力减退和肌萎缩。四肢近端肌力进行性下降,影响上肢抬举和走路。

三、与PTH过高、血钙过高或转移性钙化有关的其他症状

不同程度的皮肤瘙痒与皮肤内钙沉着,软组织、血管钙化,导致缺血性坏死,出现皮肤缺血性溃疡和肌肉坏死,多发生于指趾尖端。异位性钙化发生的部位有眼角膜、关节周围、血管等。有的可表现为关节痛、假性痛风综合征,偶见缺血性肌痛。

检　查

一、实验室检查

1.血清钙:大多正常或正常低值及低于正常。

2.24h尿钙:维生素D缺乏及肾性尿毒症时降低,肾小管酸中毒时接近正常。

3.血清磷:维生素D缺乏时下降,肾功能不全时增加,肾小管病变时大多正常。

4.肾功能检查:肾性骨营养不良时往往肌酐增高。

5.血清电解质:肾小管酸中毒时血氯增高,血钾减少。

6.尿电解质:肾小管酸中毒时,血钾减少同时尿钾增高。

7.尿酸化功能:Ⅰ型RTA(肾小管酸中毒)时,尿液呈碱性,可滴定酸排量减少;Ⅱ型RTA时尿二氧化碳分压增高。

8.维生素D测定:维生素D的缺乏和肾性骨营养不良时降低。肾小管酸中毒大多正常。

9.血气分析:肾小管酸中毒及肾性骨营养不良时呈代谢性酸中毒改变。

二、影像学检查

X线与核素骨扫描对肾性骨病的诊断和分型有帮助,甲状旁腺的影像学(MIBI核素显像)检查不但能发现肿大的甲状旁腺,确定4个甲状旁腺的部位,还可发现异位的甲状旁腺。

三、其他检查

肌电图、脑电图、心电图、骨X线片等检查,必要时肾活检有助排除其他肾脏疾病。

诊　断

常见CRF所致的继发性甲状旁腺功能亢进,依靠相应的症状和体征以及实验室检查结果可做出临床诊断。

1.有引起低钙血症的原发疾病所致的症状,如慢性肾衰竭、肾性骨营养不良症等。

2.有低钙血症的症状和体征,如肢体麻木、搐搦等。

3.严重患者可有原发性甲旁亢的症状,如近端肌无力、骨痛、骨病(可有纤维性骨炎、骨软化症、骨硬化及骨质疏松)等。

4.血生化检查血钙浓度降低,血磷升高,血碱性磷酸酶异常改变,血$1,25-(OH)_2D_3$下降,血中PTH均升高。

鉴别诊断

本病主要与原发性甲状旁腺功能亢进相鉴别。原发性和继发性甲状旁腺功能亢进均能致肾小管性酸中毒,其发生可能是PTH直接作用于肾小管,使碳酸氢盐重吸收减少。磷酸盐缺乏也抑制了碳酸氢盐的重吸收。甲状旁腺功能亢进的高钙尿症损伤肾小管,可发生远端和近端肾小管性酸中毒。而未经治疗的肾小管性酸中毒由于尿钙排出过多,低钙常使PTH增高。此时二者虽都有肾小管性酸中毒和PTH升高,但原发性甲旁亢常常没有继发的病因,血钙总是升高的,而继发性甲旁亢常常有继发的病因,血钙可能正常。

治　疗

本病的治疗首先应在确定何种类型PTH增高明显,然后采取综合治疗措施。具体治疗方法如下:

一、减少磷的潴留

减少磷的潴留和控制高磷血症,是治疗CRF时继发性HPT的重要组成部分。可以通过减少饮食中磷的摄入,使用磷结合剂,加强透析,抑制PTH介导的骨吸收等。

二、补充钙剂

CRF时长期补充钙剂,不仅可以提高血钙浓度,而且还可降低血清碱性磷酸酶和PTH水平,减少骨质的吸收和骨折的发生。但应注意在高磷血症时,口服大量的钙盐可产生较多的磷酸钙,导致软组织钙化的危险。碳酸钙能结合肠道磷由粪中排出,还能纠正酸中毒,宜首选应用。

三、1,25(OH)$_2$D$_3$的使用

CRF时存在不同程度的1,25(OH)$_2$D$_3$的不足,使用1,25(OH)$_2$D$_3$对严重的继发性甲旁亢有效。其有效剂量为0.25~1μg/d。大剂量1,25(OH)$_2$D$_3$的不良反应为高血钙、高血磷,若发生高血钙和高血磷时应暂停治疗。

四、透析疗法

透析疗法不仅可以使血中尿素氮、肌酐降低,还可纠正血中钙磷变化,透析液中适宜的钙浓度,可以提高血钙,抑制甲旁亢。不含磷透析液只能短期应用,否则可产生软骨病和精神失常。

五、外科疗法

外科疗法主要是甲状旁腺切除术,只适用于内科治疗无效,而不能控制的严重患者。

继发性甲状旁腺功能亢进患者多数不需要手术治疗,只有5%~10%骨病严重的患者需要手术治疗。

预 后

继发性甲状旁腺功能亢进的预后决定于原发病因的性质、病情经过、治疗情况和恢复状况。对一些因钙剂摄入不足或吸收障碍的患者需要补充钙剂和维生素D制剂,对肾脏病变的患者需要纠正电解质失衡,同时补充钙剂和维生素D制剂,必要时需要补充活性维生素D制剂。

第17章　原发性甲状旁腺功能减退症

概　述

甲状旁腺功能减退症简称甲旁减,因多种原因导致甲状旁腺素(PTH)产生减少或作用缺陷而造成低钙血症、高磷血症,患者表现为反复手足搐搦和癫痫发作,长期口服钙剂和维生素D制剂以使病情得到控制。

病　因

一、甲状旁腺发育不全

先天性甲状旁腺发育不全可致甲旁减,在新生儿时发病。可单一地发生甲旁减,也可有先天性胸腺萎缩的免疫缺陷和先天性心脏异常。

二、甲状旁腺损伤

多见于甲状腺癌根治或甲状旁腺功能亢进症多次手术后,切除或损伤甲状旁腺组织,影响甲状旁腺血液供应。有暂时性和永久性甲旁减两种情况。极少数的病例是因接受颈部放射治疗后发生甲旁减。

三、金属中毒

如血色病(铁)、地中海贫血(铁)和肝豆状核变性(Wilson氏病、铜)等。

四、甲状旁腺浸润性疾病

如淀粉样变、结核病、结节病、肉芽肿或肿瘤浸润而引起。

五、自身免疫性多腺体疾病

如家族性内分泌病变–甲状旁腺功能减退、艾迪生病及黏膜皮肤念珠菌病综合征。

六、甲状旁腺素分泌缺陷

如钙敏感受体和甲状旁腺激素的基因异常,导致PTH分泌的调控与合成障碍。

七、甲状旁腺素分泌的调节异常

1. 母亲患甲状旁腺功能亢进的新生儿。

2. 甲旁亢患者手术后。

3. 低镁血症。

八、靶组织对PTH生物学作用反应的缺陷

靶组织对PTH作用的抵抗可原发于假性甲旁减或继发于低镁血症。

病理生理

由于PTH缺乏,破骨作用减弱,骨吸收降低;同时因$1,25(OH)_2D_3$形成减少而肠道钙吸收减少;肾小管钙重吸收降低而尿钙排出增加,从而引起血钙降低。但当血清钙降至约1.75mmol／L以下时,尿钙浓度显著降低甚而不可测得。由于肾排磷减少,血清磷增高。低血钙与高血磷是甲旁减的临床生化特征。由于PTH缺乏,尿cAMP降低,但注射外源性PTH后,尿cAMP立即上升。血清钙浓度降低主要是钙离子浓度降低,当达到一定严重程度时,神经肌肉兴奋性增加,可出现手足搐搦,甚至惊厥。长期低钙血症可引起白内障,基底神经节钙化,皮肤、毛发、指甲等外胚层病变,在儿童可影响智力发育。

临床表现

一、神经肌肉应激性增加

初期主要有麻木、刺痛和蚁走感,严重者呈手足搐搦,甚至全身肌肉收缩而有惊厥发作。一般当血游离钙浓度≤0.95mmol／L(3.8mg／dL),或血总钙值≤1.88mmol／L(7.5mg／dL)时常出现症状。也可伴有植物神经功能紊乱,如出汗、声门痉挛、气管呼吸肌痉挛及胆、肠和膀胱平滑肌痉挛等。体征有面神经叩击征(Chvostek征)阳性,和束臂加压试验(Trousseau征)阳性。

二、神经系统表现

癫痫发作,其类型有大发作、小发作、精神运动性发作和癫痫持续状态。伴有肌张力增高、手颤等。精神症状有兴奋、焦虑、恐惧、烦躁、欣快、抑郁、记忆力减退、妄想、幻觉和谵妄等。约15%病例有智力减退,大约5%见视乳头水肿,偶有颅内压增高,脑电图示一般节律慢波、爆发性慢波以及有尖波、棘波、癫痫样放电改变。

三、外胚层组织营养变性

如低钙性白内障、出牙延迟、牙发育不全、磨牙根变短、龋齿多、甚至缺牙、皮肤角化过度、指(趾)甲变脆、粗糙和裂纹及头发脱落等。

四、骨骼改变

病程长、病情重者可有骨骼疼痛,以腰背和髋部多见。骨密度正常或增加。

五、胃肠道功能紊乱

有恶心、呕吐、腹痛和便秘等。

六、心血管异常

低血钙刺激迷走神经可导致心肌痉挛而突然死亡。患者心率加快或心律不齐。心电图示QT间期延长。重症患者可有甲旁减性心肌病,心力衰竭。

七、转移性钙化

多见于脑基底节(苍白球、壳核和尾状核),常对称性分布。脑CT检查阳性率高,约50%左右。病情重者,小脑、齿状核、脑的额叶和顶叶等脑实质也可见散在钙化。其他软组织、肌腱、脊柱旁韧带等均可发生钙化。

八、假性甲旁减的特殊表现

典型患者常有所谓AHO体型(身材矮粗、体型偏胖、脸圆、颈短、盾状胸),指、趾骨畸形(多为第4、5掌骨或跖骨)。软组织钙化和骨化多较继发性和特发性甲旁减多见。

检　查

一、血钙

血钙水平≤2.13mmol / L(8.5mg / dL)。有明显症状者,血总钙值一般≤1.88mmol / L(7.5mg / dL),血游离钙≤0.95mmol / L(3.8mg / dL)。

二、血磷

多数患者增高,部分患者正常。

三、24h尿钙和磷排量

尿钙排量减少。肾小管回吸收磷增加,尿磷排量减少,部分患者正常。

四、血碱性磷酸酶

多为正常。

五、血PTH值

多数低于正常，也可以在正常范围，因低钙血症对甲状旁腺是一强烈刺激，当血总钙值≤1.88mmol／L（7.5mg／dL）时，血PTH值应有5～10倍的增加，所以低钙血症时，如血PTH水平在正常范围，仍属甲状旁腺功能减退，因此测血PTH时，应同时测血钙，两者一并分析。假性甲状旁腺功能减退症的患者，血PTH水平均是增高的。

诊　断

本病常有手足搐搦反复发作史。Chvostek征与Trousseau征阳性。实验室检查如有血钙降低（常低于2mmol／L）、血磷增高（常高于2mmol／L），且能排除肾功能不全者，诊断基本上可以确定。如血清PTH测定结果明显降低或不能测得，或滴注外源性PTH后尿磷与尿cAMP显著增加，诊断可以肯定。在特发性甲旁减的患者，临床上常无明显病因可发现，可有家族史。手术后甲旁减常于甲状腺或甲状旁腺手术后发生。

鉴别诊断

特发性甲旁减尚需与下列疾病鉴别：

一、假性甲状旁腺功能减退症（pseudohypoparathyroidism，PHP）

本病是一种具有以低钙血症和高磷血症为特征的显性或隐性遗传性疾病，典型患者可伴有发育异常、智力发育迟缓、体态矮胖、脸圆，可见掌骨（跖骨）缩短，特别是对称性第4与第5掌骨缩短。由于PTH受体或受体后缺陷，周围器官对PTH无反应（PTH抵抗），PTH分泌增加，易与特发性甲旁减鉴别。假性甲旁减又可分为Ⅰ型与Ⅱ型。静脉滴注200UPTH后，尿cAMP与尿磷不增加（仍低）为Ⅰ型；尿cAMP增加，但尿磷不增加为Ⅱ型。以Ⅰ上型最常见，又可分为Ia、Ib、Ic三个亚型，体外测定表明Ia型中刺激性G蛋白亚基（Gs）活性下降。Ia、Ic型患者常伴有掌骨、趾骨变短以及营养发育异常的其他特征，Ib型表型正常。本病的治疗基本上与特发性甲状旁腺功能减退症相同。

二、严重低镁血症（血清镁低于0.4mmol／L）

患者也可出现低血钙与手足搐搦。血清PTH可降低或不能测得。但低镁纠正后,低钙血症迅即恢复,血清PTH也随之正常。

三、其他

如代谢性或呼吸性碱中毒,维生素D缺乏,肾功能不全,慢性腹泻、钙吸收不良等,应加以鉴别。

治 疗

应早期诊断,及时治疗,治疗目标是控制病情,使症状缓解,血清钙纠正至正常低限或接近正常,尿钙排量保持在正常水平。

一、钙剂和维生素D及其衍生物的应用

维生素D及其衍生物的治疗剂量因人而异,个体差异较大,需酌情制定治疗方案。服用钙剂和维生素D制剂时,药物剂量的调整应兼顾血钙、血磷水平以及尿钙排量,治疗不足会仍有手足搐搦发作和基底节钙化等并发症,治疗过度有高钙血症和泌尿系结石发生风险。

1.钙剂:应长期口服。少数病例单纯服钙剂即可纠正低钙血症。

2.维生素D及其衍生物:

(1)维生素D_2或D_3,个别患者需较大剂量。

(2)骨化三醇($1,25(OH)_2D_3$,即钙三醇)。

(3)阿尔法骨化醇($1-\alpha(OH)D_3$),其治疗剂量约为骨化三醇的$1.6 \sim 2$倍。

二、甲状旁腺激素替代治疗

理论上应为甲旁减最理想的治疗,已有基因重组的人PTH制剂上市,但目前多用于骨质疏松治疗。

三、甲状旁腺移植

目前还存在供体来源、排异反应等诸多问题,因此尚在研究中,未应用于临床治疗。

预 后

继发性甲旁减的预后与原发病有很大关系。对于特发性甲旁减和假性甲旁减,钙剂和维生素D的联合应用完全可以控制病情,因此决定预后的重点是能否得到早期正确的诊断和合理的治疗。这不仅意味着消除低血钙相关的手足搐搦和神经系统症状,而且可以预防和防止低钙性白内障和基底节钙化的发生和进展。

第18章 皮质醇增多症

概　述

皮质醇增多症又称库欣综合征。本征是由多种病因引起的以高皮质醇血症为特征的临床综合征,此外,长期应用外源性糖皮质激素或饮用酒精饮料等也可以引起类似库欣综合征的临床表现。主要表现为满月脸、多血质外貌、向心性肥胖、痤疮、紫纹、高血压、继发性糖尿病和骨质疏松等。

病　因

皮质增多醇症按其病因和垂体、肾上腺的病理改变不同可分成下列四种:

一、医源性皮质醇增多症

长期大量使用糖皮质激素治疗某些疾病可出现皮质醇增多症的临床表现,这在临床上十分常见。由外源性激素造成,停药后可逐渐恢复。但长期大量应用糖皮质激素可反馈抑制垂体分泌ACTH,造成肾上腺皮质萎缩,一旦急骤停药,可导致一系列皮质功能不足的表现,甚至发生危象,故应引起注意。

二、垂体性双侧肾上腺皮质增生

双侧肾上腺皮质增生是由于垂体分泌ACTH过多引起。其原因:

1.垂体肿瘤。多见于嗜碱细胞瘤,也可见于嫌色细胞瘤。

2.垂体无明显肿瘤,但分泌ACTH增多。一般认为是由于下丘脑分泌过量促肾上腺皮质激素释放因子(CRF)所致。

临床上能查到垂体有肿瘤的仅占10%左右。这类病例由于垂体分泌ACTH已达一反常的高水平,血浆皮质醇的增高不足以引起正常的反馈抑制,但口服大剂量地塞米松仍可有抑制作用。

三、垂体外病变引起的双侧肾上腺皮质增生

支气管肺癌(尤其是燕麦细胞癌)、甲状腺癌、胸腺癌、鼻咽癌及起源于神经嵴组织的肿瘤有时可分泌一种类似ACTH的物质,具有类似ACTH的生物效应,从而引起双侧肾上腺皮质增生,故称异源性ACTH综合征。这类患者还常有明显的肌萎缩和低血钾症。病灶分泌ACTH类物质是自主的,口服大剂量地塞米松无抑制作用。病灶切除或治愈后,病症即渐可消退。

四、肾上腺皮质肿瘤

大多为良性的肾上腺皮质腺瘤,少数为恶性的腺癌。肿瘤的生长和分泌肾上腺皮质激素是自主性的,不受ACTH的控制。由于肿瘤分泌了大量的皮质激素,反馈抑制了垂体的分泌功能,使血浆ACTH浓度降低,从而使非肿瘤部分的正常肾上腺皮质明显萎缩。此类患者无论是给予ACTH兴奋或大剂量氟美松抑制,皮质醇的分泌量不会改变。肾上腺皮质肿瘤尤其是恶性肿瘤时,尿中17酮类固醇常有显著增高。

病理生理

皮质醇增多症的临床表现是由于大量皮质醇所引起代谢紊乱及多种器官的功能障碍。疾病起病缓慢,呈慢性发展,以增生型皮质醇增多症病程最长,其次为肾上腺腺瘤,腺癌病程最短。典型病例容易诊断,有特殊的外表,望诊即可明确诊断,但不典型病例常需经实验室检查方可确诊。

一、脂肪代谢紊乱

多数病人以肥胖起病,为最早出现的症状。脂肪分布异常,形成向心性肥胖,即以面、颈、胸部及腹部肥胖,四肢相对瘦细为本病特征。皮质醇对脂肪的作用一方面是动员脂肪,促进甘油三脂分解为甘油磷酸及脂肪酸,抑制脂肪合成,并能阻止葡萄糖进入脂肪细胞转化为脂肪;另一方面,皮质醇可抑制葡萄糖的利用,加强糖原异生,使血糖升高,刺激胰岛素分泌促进脂肪的合成。由于机体各部位对皮质醇和胰岛素的敏感性存在不同,从而形成脂肪的重新分布。

二、蛋白质代谢紊乱

大量皮质醇可促进蛋白质的分解形成氨基酸,后者在肝脏内进行转化形成肝糖原和葡萄糖,使糖异生加强。此外,大量皮质醇还可抑制蛋白质的合成,使机体处于负氮平衡,临床上可出现蛋白质过度消耗表现。

1.皮肤:上皮细胞及皮下结缔组织萎缩,使皮肤变薄,轻微外伤即可引起皮下淤斑。50%~70%病人可见皮肤紫纹,多见于下腹部、大腿内外侧及臀部外侧,两侧对称,宽度为0.5~2.0cm,两端较窄中间较宽。其成因是这些部位皮下脂肪过度堆积,皮下弹力纤维断裂,微血管透过菲薄的皮肤显现出紫红色所致。

2.蛋白质过度消耗:可出现肌肉萎缩,尤以四肢为明显。

3.骨质疏松:可使成骨细胞减少,骨形成受抑,抑制骨胶原形成,使骨基质减少;抑制肾小管对钙的重吸收,尿钙排泄增加;可拮抗维生素D,使肠道钙吸收减少,致使病人全身骨骼广泛性脱钙,骨质疏松,易发生病理性骨折及脊椎压缩畸形,身材变矮。

4.蛋白质代谢障碍:常发生感染、创口愈合延迟,儿童病人生长发育受抑制。

三、糖代谢障碍

大量皮质醇可抑制糖的利用,加强肝糖原异生作用,促进成糖氨基酸、甘油、脂肪酸及乳酸增高并在肝脏内转化为葡萄糖。此外,皮质醇还有拮抗胰岛素的作用,故病人常出现葡萄糖耐量低减,严重者可出现类固醇性糖尿病。

四、电解质代谢和酸碱平衡失常

本病病人电解质大多正常,如出现明显的低血钾性碱中毒,多为重症库欣病、肾上腺皮质腺癌及异位ACTH综合征。其不仅有皮质醇分泌过多,而且还有脱氧皮质酮、醛固酮分泌增多,产生上述低血钾等盐皮质激素增多的临床表现。

五、高血压

约3/4的病人可出现高血压,为本病常见的临床症状之一,严重程度不等,病程越长,高血压的发生率越高、越严重。一般为收缩压及舒张期均呈中等度持续性增高,病人常有头晕、胸闷、心悸、视力模糊。长期高血压,可导致心、脑、肾、视网膜的病理性改变,出现心脏肥大、心肌劳损、心力衰竭、肾功不全、脑血管意外及眼底小动脉硬化等病变。

引起高血压的原因与下列因素有关:

1.皮质醇分泌过多可加强去甲肾上腺素对心血管的收缩作用。

2.去氧皮质酮、醛固酮等盐皮质激素分泌增加,体内钠、水潴留,血管痉挛。

3.大量皮质醇促进肝脏血管紧张素原增多,肾素转化为血管紧张素Ⅱ增加。

4.长期高血压,导致广泛的小动脉硬化,加重高血压。

六、对感染的抵抗力减弱

过量的皮质醇对免疫过程中的许多环节均有抑制作用。可抑制体液免疫和细胞免疫,抑制抗体产生,对抗原抗体结合所引起的炎症反应有强大的抑制作用,使单核细胞对抗原的吞噬作用和杀伤能力减弱,以及减少淋巴细胞的数量等,均使病人对感染的抵抗力降低,易合并化脓性感染,不易控制,可发展至蜂窝织炎。真菌感染常见且严重。且因炎症反应受抑制,发热不明显易造成漏诊。

七、造血系统及血液改变

皮质醇可刺激骨髓,使其造血功能增强,红细胞数及血红蛋白量均升高,血小板数量增加。使骨髓池中释放白细胞增加、进入组织的白细胞减少,抑制淋巴细胞的生成,使嗜酸细胞脱粒变性,故中性粒细胞增高,淋巴细胞及嗜酸细胞减少。

八、性功能障碍

库欣病病人雄激素与皮质醇均分泌增多,基本保持平衡关系,血浆中脱氧表雄酮、硫酸脱氧表雄酮及雄烯二酮水平呈中等量增高。在外周血中可转换为睾丸酮、双氢睾丸酮,故产生雄激素过多的表现。女性病人可出现月经减少、不规则或停经,多伴有不孕,轻者月经可正常并能正常生育。病人还可出现多毛、痤疮。而男性病人由于过多的皮质醇对垂体促性腺激素有抑制作用,使睾丸间质细胞分泌睾丸酮的能力减退,可出性欲减退及阳痿。因为肾上腺皮质癌其雄激素分泌量超过皮质醇分泌量,故如女性病人出现明显男性化(如喉结增大、生须、乳房萎缩、阴蒂增大等),应警惕为肾上腺皮质癌。男性女性化者极罕见。

九、精神神经障碍

大量皮质醇增高中枢神经系统的兴奋性,病人可有不同程度的精神障碍,轻者出现失眠、欣快感、情绪不稳定、易烦躁激动、注意力不集中。重者出现精神变态、类偏狂或抑郁症。

十、皮肤重症

库欣病及异位ACTH综合征病人可分泌ACTH、N-POMC等,内有促黑素细胞活性肽段,故常有不同程度的皮肤黏膜色素沉着。在双侧肾上腺切除术后出现的Nelson综合征,色素沉着最为明显。

临床表现

一、向心性肥胖

库欣综合征患者多数为轻至中度肥胖,极少有重度肥胖。典型的向心性肥胖指脸部及躯干部胖,但四肢不胖。满月脸、水牛背、悬垂腹和锁骨上窝脂肪垫是库欣综合征的特征性临床表现。少数患者尤其是儿童可表现为均匀性肥胖。向心性肥胖的原因尚不清楚。一般认为,高皮质醇血症可使食欲增加,易使病人肥胖。但皮质醇的作用是促进脂肪分解,因而在对皮质醇敏感的四肢,脂肪分解占优势,皮下脂肪减少,加上肌肉萎缩,使四肢明显细小。高皮质醇血症时胰岛素的分泌增加,胰岛素可促进脂肪合成,另外,肾上腺素分泌异常也参与了脂肪分布的异常。

二、糖尿病和糖耐量低减

库欣综合征约有半数患者有糖耐量低减,约20%有显性糖尿病。高皮质醇血症使糖原异生作用加强,还可对抗胰岛素的作用,使细胞对葡萄糖的利用减少。于是血糖升高,糖耐量减低,发生糖尿病。

三、负氮平衡引起的临床表现

库欣综合征患者蛋白质分解加速,合成减少,因而机体长期处于负氮平衡状态。长期负氮平衡可引起:肌肉萎缩无力,以肢带肌更为明显;因胶原蛋白减少而出现皮肤菲薄、宽大紫纹、皮肤毛细血管脆性增加而易有瘀斑;骨基质减少,骨钙丢失而出现严重骨质疏松,表现为腰背痛,易有病理性骨折,骨折的好发部位是肋骨和胸腰椎;伤口不易愈合。

四、高血压和低血钾

皮质醇本身有潴钠排钾作用。库欣综合征时高水平的血皮质醇是高血压低血钾的主要原因。尿钾排量增加,致低血钾和高尿钾,同时因氢离子的排泄增加致碱中毒。库欣综合征的高血压一般为轻至中度,低血钾碱中毒的程度也较轻,但异位ACTH综合征及肾上腺皮质癌患者由于皮质醇分泌量的大幅度上升,同时弱盐皮质激素分泌也增加,因而低血钾碱中毒的程度常常比较严重。

五、生长发育障碍

由于过量皮质醇会抑制生长激素的分泌及其作用,抑制性腺发育,因而对生长发育会有严重影响。

六、性腺功能紊乱

高皮质醇血症不仅直接影响性腺,还可对下丘脑－腺垂体的促性腺激素分泌产生抑制作用,因而库欣综合征患者性腺功能低下。女性表现为月经紊乱,继发闭经,极少有正常排卵。男性表现为性功能低下,阳痿。

七、精神症状

多数病人有精神症状,但一般较轻,表现为欣快感、失眠、注意力不集中、情绪不稳定。少数病人会出现类似躁狂忧郁或精神分裂症样的表现。

八、易合并感染

库欣综合征患者免疫功能受到抑制,易有各种感染,如皮肤毛囊炎、牙周炎、泌尿系感染、甲癣及体癣等等。

九、高尿钙和肾结石

高皮质醇血症时小肠对钙的吸收受影响,但骨钙被动员,大量钙离子进入血液后从尿中排出。因而,血钙虽在正常低限或低于正常,但尿钙排量增加,易出现泌尿系结石。

检　查

一、筛查

推荐对以下人群进行库欣综合征的筛查：

1.年轻患者出现骨质疏松、高血压等与年龄不相称的临床表现。

2.具有库欣综合征的临床表现，且进行性加重，特别是有典型症状，如肌病、多血质、紫纹、瘀斑和皮肤变薄的患者。

3.体重增加而身高百分位下降，生长停滞的肥胖儿童。

4.肾上腺意外瘤患者。

二、定性诊断检查

1.血浆皮质醇水平测定：由于皮质醇呈脉冲式分泌，且血浆皮质醇水平的测定极易受情绪、应激状态、静脉穿刺是否顺利等因素影响，故单次测定血浆皮质醇水平对本病诊断的价值不大。而测定皮质醇昼夜分泌节律的消失比清晨单次测定血浆皮质醇水平有意义。

2.24h尿游离皮质醇测定（UFC）：测定24hUFC可避免血皮质醇的瞬时变化，也可避免受血中皮质类固醇结合球蛋白浓度的影响，对库欣综合征的诊断有较大的价值，但一定要准确留取24h尿量，并且避免服用影响尿皮质醇测定的药物。

3.小剂量地塞米松抑制试验：是确诊库欣综合征的必需实验。

4.胰岛素低血糖兴奋试验：对于上述方法难以确诊的病例，应进行胰岛素低血糖兴奋试验。库欣综合征患者，不论是由何种病因引起，在胰岛素诱发的低血糖应激状况时，均不能刺激血ACTH及皮质醇水平显著上升。

三、病因诊断检查

1.大剂量地塞米松抑制试验：这是目前最常用的诊断方法。库欣病患者在服药第二日UFC（尿游离皮质醇）或17-羟皮质类固醇水平可以被抑制到对照日的50%以下；而肾上腺腺瘤或腺癌患者一般不能被抑制到50%以下；异位ACTH综合征患者大多不被抑制。

2.血浆ACTH水平测定：肾上腺皮质肿瘤不论良性还是恶性，其血浆ACTH水平均低于正常值低限，而ACTH依赖性的库欣病及异位ACTH综合征患者，其血浆ACTH水平均有不同程度的升高。因此，血浆ACTH水平测定对鉴别ACTH依赖性和非依赖性有重要意义。

3.CRH兴奋试验：垂体性库欣病患者静脉注射CRH后，血ACTH及皮质醇水平均显著上升，其增高幅度较正常人明显；而大多数异位ACTH综合征患者却无反应。所以，本试验对这两种ACTH依赖性的库欣综合征的鉴别诊断有重要价值。

4.双侧岩下窦插管测ACTH或ACTH相关肽的水平：对鉴别异位ACTH综合征

与垂体性库欣病,以及对异位ACTH分泌瘤的定位有诊断意义。并对垂体ACTH瘤是在垂体左侧还是右侧的定位有重要意义。

5.影像学检查:

(1)X线检查:

蝶鞍平片法或分层摄片法:由于库欣病患者的垂体肿瘤较小,平片法结果大多阴性,用蝶鞍分层片法部分患者仅有轻度的异常改变,且敏感度差,准确性不大。但如发现蝶鞍增大,有助于垂体瘤的诊断。

肾上腺X线法:对肾上腺占位性病变的定位有帮助,但不能鉴别结节性增生与腺瘤。

(2)CT检查:对于直径>10mm的垂体腺瘤,CT的分辨率良好,但对直径<10mm的垂体微腺瘤,CT有可能遗漏,所以CT未发现垂体瘤者,不能排除微腺瘤的可能。

(3)磁共振(MRI)检查:对库欣病,MRI是首选方法,与CT相比可较好地分辨下丘脑垂体及鞍旁结构(海绵窦、垂体柄和视交叉)。

(4)B超:属无创伤检查,方便、价廉、较准确。常用来与MRI、CT一起作库欣综合征的定位诊断。

(5)其他:$^{131}I-\alpha-$碘化胆固醇肾上腺扫描:能显示肾上腺腺瘤的部位和功能;腺瘤侧浓集,对侧往往不显影,图像不如CT清晰。

岩下窦ACTH测定(IPSS):做选择性静脉取血,测ACTH。若患者经生化检查为库欣病,而CT等扫描为阴性,可做此检查。

诊　断

皮质醇症的诊断分三个方面:确定疾病诊断、病因诊断和定位诊断。

一、确定疾病诊断

主要依赖典型的临床症状和体征。如向心性肥胖、紫纹、毛发增多、性功能障碍、疲乏等。加上尿17-羟皮质类固醇排出量显著增高,小剂量地塞米松抑制试验不能被抑制和血11-羟皮质类固醇高于正常水平并失去昼夜变化节律即可确诊为皮质醇症。早期轻型的病例应与单纯性肥胖相鉴别。

二、病因诊断

即区别是由肾上腺皮质腺瘤、腺癌、垂体肿瘤引起的皮质增生、非垂体肿瘤或异源性ACTH分泌肿瘤引起的皮质增生。

三、定位诊断

主要是肾上腺皮质肿瘤的定位。

治 疗

一、手术疗法

1.垂体肿瘤摘除适用于由垂体肿瘤所致的双侧肾上腺皮质增生,尤其伴有视神经受压症状的病例更为适宜。但手术常不能彻底切除肿瘤,并可影响垂体其他的内分泌功能。如手术切除不彻底或不能切除者,可作垂体放射治疗。如出现垂体功能不足者应补充必要量的激素。由垂体微腺瘤引起的双侧肾上腺皮质增生可通过鼻腔经蝶骨行选择性垂体微腺瘤切除。手术创伤小,不影响垂体功能,而且属病因治疗,故效果好。此法已被广泛采用。如微腺瘤切除不彻底,则术后病情不缓解;如微腺瘤为下丘脑依赖性的,术后可能会复发。

2.肾上腺皮质肿瘤摘除适用于肾上腺皮质腺瘤及肾上腺皮质腺癌。如能明确定位,可经患侧切口进行。如不能明确定位,则需经腹部或背部切口探查双侧肾上腺。肾上腺皮质腺瘤摘除术较简单,但肾上腺皮质腺癌者常不能达到根治。

3.双侧肾上腺摘除适用于双侧肾上腺皮质增生病例。其方法有:

(1)双侧肾上腺全切除:优点是控制病情迅速,并可避免复发;缺点是术后要终身补充皮质激素,术后易发生Nelson症(垂体肿瘤+色素沉着)。

(2)一侧肾上腺全切除,另一侧肾上腺次全切除。

二、非手术疗法

1.垂体放射治疗有20%病例可获持久疗效。但大多数病例疗效差且易复发,故一般不作首选。垂体放疗前必须确定肾上腺无肿瘤。

2.药物治疗副作用大,疗效不肯定,主要适用于无法切除的肾上腺皮质腺癌病例。

第19章 肾上腺皮质功能减退症

概　述

肾上腺皮质功能减退症按病因可分为原发性和继发性,按病程可分为急性和慢性。原发性肾上腺皮质功能减退症中最常见的是Addison病。典型的临床表现以及血尿常规和生化测定可为本病的诊断提供线索,但确诊依赖特殊的实验室和影像检查。对肾上腺皮质功能减退症的治疗包括肾上腺危象时的紧急治疗和平时的激素替代治疗以及病因治疗。

病　因

肾上腺皮质功能减退症常见病因为肾上腺结核或自身免疫性肾上腺炎;少见的病因包括深部真菌感染、免疫缺陷、病毒感染、恶性肿瘤、肾上腺广泛出血、手术切除肾上腺、脑白质营养不良及POEMS病等。继发性肾上腺皮质功能减退症,最常见于长期应用超生理剂量的糖皮质激素,也可继发于下丘脑-垂体疾病,如鞍区肿瘤、自身免疫性垂体炎、外伤、手术切除、产后大出血引起垂体大面积梗死坏死,即席汉综合征等。

发病机制

一、原发性肾上腺皮质功能减退症

原发性肾上腺皮质功能减退症病因多种多样。发达国家,80%~90%病例由自身免疫性肾上腺炎所致,可以单独致病(40%),也可是自身免疫性多内分泌腺综合症的一部分(60%)。自身免疫性Addison's病主要是细胞介导的免疫机制破坏了肾上腺皮质。21-羟化酶抗体在85%的特发性原发性肾上腺皮质功能减退症患者检测阳性,而其他原因阳性率非常低。

此外,其他自身抗原,包括17-α羟化酶和胆固醇侧链裂解酶抗原,在自身免疫性Addison's病患者中被发现,这些患者同时伴有卵巢早衰。T细胞和细胞免疫在自身免疫性Addison's病的发病机制中起到重要作用,自身抗体的产生继发于组织破坏。

另外,关于自身免疫性Addison's病的几个易感基因已经检测出来。除了MHC基因多态性DR3-DQ2和DR4-DQ8外,细胞毒性T淋巴细胞抗原4(CTL-4),酪氨酸磷酸酯酶蛋白非受体-22及MHC-II反式作用因子也与此相关。基于全基因组基因筛查的可行性,也许不久的将来,新的易感基因就可能被检测出来。

原发性肾上腺皮质功能减退症也可以是自身免疫性多内分泌腺综合征的一部分。自身免疫性多内分泌腺综合征I型,也就是所谓的APECED(自身免疫性多内分泌腺病、念珠菌病、外胚层发育异常)综合征,发病率比较低,常染色体隐形遗传,主要是由于自身免疫调节基因突变(AIRE)。常见于萨丁尼亚、芬兰和伊朗的犹太人,特征性表现为慢性皮肤黏膜念珠菌感染、肾上腺皮质功能减退症、甲状旁腺功能减退、牙釉质发育不全及指甲营养不良,或者伴有1型糖尿病,及晚期出现的恶性贫血,INF-ω和INF-α抗体对于诊断1型自身免疫性多内分泌腺综合征的特异度和灵敏度都比较强,AIRE基因突变出现在95%的病例。2型自身免疫性多内分泌腺综合征表现为,自身免疫性肾上腺皮质功能减退症和自身免疫性甲状腺炎,伴或者不伴有1型糖尿病;相较1型自身免疫性多内分泌腺综合征更为常见。多伴有其他自身免疫性疾病,女性多见,高峰年龄40岁左右。4型自身免疫性多内分泌腺综合征相对比较少见,主要是自身免疫性Addison's病伴有一个或多个次要的自身免疫性疾病(比如,性腺功能减退、萎缩性胃炎、恶性贫血、腹部疾病、重症肌无力、白癜风、脱发及垂体炎),但是要排除典型的1型和2型自身免疫性多内分泌腺综合征主要的病变(慢性念珠菌病、甲状旁腺功能减退、自身免疫性甲状腺炎、1型糖尿病)。

感染性疾病和药物或者其他原因也可导致原发性肾上腺皮质功能减退症,其次是基因异常。其中脑白质营养不良是一种X-连锁隐性遗传性疾病,男性发病率为1例/20000人,主要由于ABCD1(ATP-bindingcassette,subfamily D,member1)基因突变所致。基因突变导致正常的长链脂肪酸不能进入过氧化物酶体进行β-氧化和降解。长链脂肪酸在受累及的器官(中枢神经系统、睾丸莱迪细胞和肾上腺皮质)堆积是病变的原因。临床表现为脑白质脱髓鞘引起的神经损伤和原发性肾上腺皮质功能减退症的症状,多出现在婴幼儿期。肾上腺脑白质营养不良主要表现为两种形式:病变在脑白质(50%病例,儿童早期发病,进展迅速)和肾上腺脊髓神经病变(35%病例,成人早期发病,进展缓慢),后一种脱髓鞘病变仅发生于脊髓神经和外周神经。肾上腺皮质功能减退症可以为首发表现,如果年轻男性出现此症状,要警惕肾上腺脑白质营养不良,测定血中长链脂肪酸浓度进一步明确。

抗磷脂抗体综合征的患者有时会出现双侧肾上腺出血,导致急性原发性肾上腺皮质功能衰竭。妊娠并发症,抗磷脂抗体阳性,表现为反复发生的动脉和静脉血栓。可能是孤立性病变或者合并其他结缔组织病和恶性疾病。

儿童原发性肾上腺皮质功能减退最常见的原因是CAH,是一组常染色体隐性遗传性疾病,主要是由于肾上腺皮质合成皮质醇过程中一些酶缺乏。最常见的是经典型21-羟化酶缺乏症,血清皮质醇和醛固酮水平低下,肾上腺源性雄激素合成增多。另外11β-羟化酶、17α-羟化酶、17,20-裂解酶、3β-羟基胆固醇脱氢酶及P450氧化酶缺乏也可致病。

二、中枢性肾上腺皮质功能减退症

继发性肾上腺皮质功能减退症,主要是由于垂体病变导致ACTH合成和分泌减少。可以是孤立性ACTH缺乏,也可伴随其他垂体激素缺乏。孤立性ACTH缺乏多是自身免疫性病变所致,常伴有其他自身免疫性内分泌疾病(如甲状腺炎、1型糖尿病)。ACTH缺乏基因病变,主要是由于编码前阿黑皮素原(POMC)的基因发生突变从而导致功能丧失;前蛋白转化酶枯草杆菌蛋白酶或者1型Kexin抑制剂基因突变,这些基因突变还可引起早期严重肥胖;同样TPIT和T-盒因子基因突变仅影响ACTH细胞前POMC的基因转录。

三发性肾上腺皮质功能减退症,主要是由于下丘脑病变引起CRH或AVP合成障碍,或者两者兼有。长期大剂量外源性糖皮质激素,引起下丘脑-垂体-肾上腺(HPA)轴功能被抑制,是最常见原因。大多数病例中,HPA轴功能完全恢复需要糖皮质激素长期缓慢撤退,达9~12月之久。与外源性糖皮质激素作用一样,Cushing综合征患者由于长期高水平皮质醇抑制了HPA轴功能,疾病治愈之后,HPA轴尚未恢复,因此早期可以出现肾上腺皮质功能减退的症状。

引起肾上腺皮质功能减退症的药物包括米非司酮、糖皮质激素受体拮抗剂、抗精神病药及抗抑郁药,通过损坏糖皮质激素信号转导,导致靶组织对糖皮质激素产生抵抗。

病理生理

　　肾上腺皮质分为三个带,在良好反馈机制调控下分泌不同的激素。醛固酮是由最外侧肾上腺球状带合成的。主要受肾素-血管紧张素系统(RASS)和细胞外钾离子浓度调控;因此在继发性和三发性肾上腺皮质功能减退时醛固酮合成不受影响。

　　皮质醇主要在肾上腺束状带合成,受垂体前叶分泌的ACTH调控,而ACTH又受下丘脑分泌的神经肽CRH和AVP调控。正常人群中,皮质醇分泌呈脉冲式,血清中皮质醇水平呈昼夜节律性波动,高峰在清晨(06:00~08:00),低谷在午夜。肾上腺源性雄激素、雄烯二酮、脱氢表雄酮及其硫酸酯在内侧肾上腺网状带合成。

　　脱氢表雄酮及其硫酸酯水皮呈现为年龄相关性,新生儿期水平最高,持续几个月后开始下降,6~10岁时开始持续上升,此时称为肾上腺功能初现。这两种激素水平30岁时达到高峰;从50岁(肾上腺机能停滞)开始稳步下降,70岁时,浓度仅为高峰时10%~20%左右。脱氢表雄酮硫酸酯随年龄增加进行性下降,不能简单认为是肾上腺分泌不足所致,这是因为血清皮质醇水平持续恒定,甚至随着年龄增加有轻微升高。

　　原发性肾上腺皮质功能减退症临床表现为肾上腺皮质激素缺乏(醛固酮、皮质醇和雄激素)的相关症状;可有伴随的自身免疫性疾病的临床表现。大多数临床症状具有非特异性,因此常被延迟诊断和治疗。伴有肾上腺皮质功能减退症的1型糖尿病患儿,经常出现低血糖,每日胰岛素的需求量减少,血糖控制恶化。

　　慢性原发性肾上腺皮质功能减退症的特异性临床表现为皮肤色素沉着,主要出现在皮肤皱褶处(肘部、指关节、掌纹、口唇及颊黏膜)。主要由于血液中高浓度ACTH刺激了皮肤中黑皮质素-1受体所致。从筛查出早期代谢紊乱,到肾上腺皮质功能减退症状出现,可以经历很多年,即使存在高水平的血清特异性抗体滴度和ACTH。

　　自身免疫性肾上腺皮质功能减退症中,免疫损伤机制最先累及的是球状带,可能原因为球状带比其他两个带要薄,容易受到免疫损伤的攻击。这也就是为什么自身免疫性肾上腺损伤早期就可以出现肾上腺皮质功能衰竭,特征性表现低醛固酮、高肾素活性,继而皮质醇水平出现进行性下降,由最初压力应激反应时分泌不足,到血清皮质醇水平明显降低。

　　继发性和三发性肾上腺皮质功能减退症仅显示为皮质醇缺乏(醛固酮和肾上腺雄激素的分泌功能被保留)的临床表现;还会伴随一些原发疾病的症状。由于ACTH水平不高,因此不会出现皮肤色素沉着,由于AVP不适当分泌增加可以导致低钠血症和血容量增加。还出现部分垂体前叶激素分泌缺乏的临床表现。

肾上腺皮质功能减退症患者可以最先以肾上腺危象就诊。临床表现为呕吐、腹痛、肌肉痛、关节痛及严重的低血压和低血容量性休克。危象出现多是生理应激所致,如手术、创伤或者合并感染。

临床表现

一、慢性肾上腺皮质功能减退症

慢性肾上腺皮质功能减退症发病隐匿,病情逐渐加重。原发性和继发性肾上腺皮质功能减退症具有共同的临床表现,如逐渐加重的全身不适、无精打采、乏力、倦怠、食欲减退、恶心、体重减轻、头晕和体位性低血压等。皮肤黏膜色素沉着是慢性原发性肾上腺皮质功能减退症特征性的表现。色素沉着分布是全身性的,但以暴露部位及易摩擦的部位更明显,如脸部、手部、掌纹、乳晕、甲床、足背、瘢痕和束腰带的部位。齿龈、舌表面和颊黏膜也常常有明显的色素沉着。

二、继发性肾上腺皮质功能减退症

患者的肤色比较苍白。其他垂体前叶功能减退可有甲状腺和性腺功能低下的临床表现,如怕冷、便秘、闭经、腋毛和阴毛稀少、性欲下降、阳痿;在青少年患者常表现生长延缓和青春期延迟,下丘脑或垂体占位可有头痛、尿崩症、视力下降和视野缺陷。

三、急性肾上腺皮质危象

原发性肾上腺皮质功能减退症出现危象时病情危重:大多患者有发热,有的体温可达40℃以上;有严重低血压,甚至低血容量性休克,伴有心动过速,四肢厥冷、发绀和虚脱;患者极度虚弱无力,萎靡淡漠、嗜睡;也可表现为烦躁不安、谵妄惊厥甚至昏迷;消化道症状常常比较突出,表现为恶心呕吐、腹痛腹泻,但常缺乏特异性定位体征。

检 查

一、一般检查

可有低血钠、高血钾,少数患者可有轻度或中度高血钙(糖皮质激素有促进肾、肠排钙作用),常有正细胞性、正色性贫血,少数患者合并有恶性贫血。白细胞分类示中性粒细胞减少,淋巴细胞相对增多,嗜酸性粒细胞明显增多。

二、血糖和糖耐量试验

可有空腹低血糖,口服糖耐量试验示低平曲线。

三、激素测定

1.血浆皮质醇测定血浆总皮质醇基础值减低,基础血浆总皮质醇在正常范围则不能排除肾上腺皮质功能减退。

2.血浆ACTH原发性肾上腺皮质功能减退症中血浆ACTH常升高,血浆总皮质醇在正常范围。

3.血或尿醛固酮血或尿醛固酮水平在原发性肾上腺皮质功能减退症可为正常或偏低,而血浆肾素活性(PRA)活性或浓度则升高;而在继发性肾上腺皮质功能减退症则血或尿醛固酮水平正常。其水平依据病变破坏的部位及范围而异,如肾上腺球状带破坏严重则其含量可低于正常,如以束状带破坏为主者则其含量可正常或接近正常。

4.尿游离皮质醇通常低于正常。

5.尿17-羟和17-酮一般多低于正常,少数患者可在正常范围内应考虑部分性Addison病的可能及部分病态的肾上腺皮质在ACTH刺激下,尚能分泌接近于正常或稍多于正常的类固醇激素。

四、其他辅助检查

1.心电图可示低电压,T波低平或倒置,P-R间期与Q-T间期可延长。

2.影像学检查肾上腺区摄片及CT检查于结核病患者可示肾上腺增大及钙化阴影,其他感染、出血、转移性病变在CT扫描时也可示肾上腺增大,自身免疫病因所致者肾上腺不增大。针对下丘脑和垂体占位病变,可做蝶鞍CT和MRI。B超或CT引导下肾上腺细针穿刺活检有助于肾上腺病因诊断。

诊 断

典型的临床表现以及血尿常规和生化测定可为本病的诊断提供线索,但确诊依赖特殊的实验室和影像检查。

治 疗

对肾上腺皮质功能减退症的治疗包括平时的激素替代治疗,病因治疗和肾上腺危象时的紧急治疗。

一、慢性肾上腺皮质功能减退症替代治疗

替代治疗通常采用氢化可的松或可的松口服。剂量因人而异可适当调整。如果患者有明显低血压,可加用盐皮质激素。

二、肾上腺危象的治疗

当临床高度怀疑急性肾上腺皮质危象时,应及时取血标本送检ACTH和皮质醇,治疗包括静脉给予大剂量糖皮质激素;纠正低血容量和电解质紊乱;全身支持疗法和去除诱因等。

第20章 原发性醛固酮增多症

概　述

原发性醛固酮增多症是指肾上腺皮质病变分泌过量醛固酮,导致体内潴钠、排钾、血容量增多、肾素–血管紧张素系统活性受抑。临床主要表现为高血压伴低血钾。研究发现,醛固酮过多是导致心肌肥厚、心力衰竭和肾功能受损的重要危险因素。与原发性高血压患者相比,原醛症患者心脏、肾脏等高血压靶器官损害更为严重。因此,早期诊断、早期治疗就显得至关重要。

病理生理

一、高血压
与钠潴留、血浆容量增加、血管壁内钠离子浓度增加等因素有关,虽然经常随病程延长而逐渐升高,但很少呈恶性高血压表现。

二、钠潴留
血钠增高。血容量增加。但是在钠潴留和血容量增加达到一定程度后,引起体内排钠系统的活动,虽然醛固酮的分泌增多,钠代谢达到近于平衡状态,即"逸脱"现象。

三、血钾降低
钾的丢失,大量排钾,机体缺钾,血钾降低。可以因以噻嗪类利尿剂降血压而加重。临床主要表现为:

1.肌肉方面,可以从肌力减退到典型的周期性麻痹,多劳累后休息时发作,下肢明显。严重时有四肢麻痹和呼吸吞咽困难,麻痹可持续数小时到数日或更久,麻痹与血钾降低程度有关,更与细胞膜两侧钾离子浓度比的变化有关,即有时血钾无明显降低也可以出现肌肉麻痹。

2.心脏方面,心电图可以出现$Q \sim T$时间延长、T波增宽、减低或倒置,U波显著。可以出现早搏或心动过速,严重时可能出现室速。

3.肾脏方面,长期严重缺钾,可以引起肾小管空泡样变性,肾脏浓缩功能障碍,呈现多尿,以夜间增多为明显,尿比重和渗透压低,口渴多饮。

四、酸碱平衡紊乱

细胞内大量钾离子丢失,钠、氢离子贮留于细胞内,使pH下降,细胞外液氢离子相对减少,呈现碱中毒。在明显碱中毒时,游离钙减少,引起肢端麻木,手足搐搦,补钾时提高了神经肌肉应激能,使抽搐加重,此时应同时补钙。

五、其他

可以因长期缺钾,引起生长发育障碍,可以伴有低镁血症,这也诱发或加重手足搐搦,严重时糖耐量减退。有心衰时可伴有下肢浮肿。

病　因

病因尚不甚明了,根据病因病理变化和生化特征,原醛症有五种类型:

一、醛固酮瘤(APA)

发生在肾上腺皮质球状带并分泌醛固酮的良性肿瘤,即经典的Conn综合征。是原醛症主要病因,临床最多见的类型,占65%～80%,以单一腺瘤最多见,双侧或多发性腺瘤仅占10%,肿瘤多为圆形或卵圆形,包膜完整,与周围组织有明显边界。醛固酮瘤的成因不明,患者血浆醛固酮浓度与血浆ACTH的昼夜节律呈平行,而对血浆肾素的变化无明显反应。此型患者其生化异常及临床症状较其他类型原醛症明显且典型。

二、特发性醛固酮增多症(IHA)

简称特醛症,即特发性肾上腺皮质增生,占成人原醛症10%～30%,而占儿童原醛症之首。近年来发病率有增加趋势。其病理变化为双侧肾上腺球状带的细胞增生,可为弥漫性或局灶性。增生的皮质可见微结节和大结节。增生的肾上腺体积较大,厚度、重量增加,大结节增生于肾上腺表面可见金色结节隆起,小如芝麻,大如黄豆,结节都无包膜,这是病理上和腺瘤的根本区别。特醛症的病因还不清楚。有的学者认为,特醛症的发病患者的球状带对AT Ⅱ 的过度敏感,用ACEI类药物,可使醛固酮分泌减少。特醛症患者的生化异常及临床症状均不如醛固酮瘤

（APA）患者明显，其中血醛固酮的浓度与ACTH的昼夜节律不相平行。

三、糖皮质激素可治性醛固酮增多症（GRA）

又称地塞米松可抑制性醛固酮增多症，青少年起病，以常染色体显性方式遗传，肾上腺呈大小结节增生，血浆醛固酮与ACTH的昼夜节律平行，用生理替代的糖皮质激素治疗可使血压、血钾正常。

四、醛固酮癌（APC）

较少见，为分泌大量醛固酮的肾上腺皮质癌，常常伴随分泌糖皮质激素、雄激素。肿瘤体积较大，直接常大于5cm。

五、异位醛固酮分泌性腺瘤或腺癌

少见，可发生于肾上腺残余组织或卵巢内。

临床表现

不论何种病因或类型的原醛症，其临床表现均是由过量分泌醛固酮所致。原醛症的发展可分为以下阶段：①早期：仅有高血压期，此期无低血钾症状，醛固酮分泌增多及肾素系统活性受抑制，导致血浆醛固酮／肾素比值上升，利用此指标在高血压人群中进行筛查，可能发现早期原醛症病例；②高血压、轻度钾缺乏期：血钾轻度下降或呈间歇性低血钾或在某种诱因下（如用利尿剂、或因腹泻）出现低血钾；③高血压、严重钾缺乏期：出现肌麻痹。

一、高血压

是原醛症最常见的首发症状，临床表现酷似原发性高血压，有头痛、头晕、乏力、耳鸣、弱视等在门诊内科就诊。可早于低钾血症2～7年前出现，大多数表现为缓慢发展的良性高血压过程，呈轻～中度高血压（150～170 mmHg ／90～109mmHg），随着病程、病情的进展，大多数患者有舒张期高血压和头痛，有的患者舒张压可高达120～150mmHg。少数表现为恶性进展。严重患者可高达210mmHg ／130mmHg，对降压药物常无明显疗效。同样可引起心、脑、肾等靶器官损害，如左心室肥厚、心绞痛、左心功能不全、冠状动脉瘤和主动脉夹层；一过性脑缺血发作或脑卒中、视网膜出血；肾功能不全等。

二、低血钾

在高血压病例中伴有自发性低血钾，且不明原因尿钾异常增高者，应首先考虑原醛症的诊断。血钾在疾病早期可正常或持续在正常低限，临床无低钾症状，随着病情进展，病程延长，血钾持续下降，80%～90%患者有自发性低血钾，在醛固酮瘤（APA）型患者中较为突出，而在特发性醛固酮增多症（IHA）和地塞米松可抑制型的原醛症患者中可不明显甚至缺如。病人可有如下症状：头痛、肌肉无力和抽搐、乏力、暂时性麻痹、肢体容易麻木、针刺感等；口渴、多尿，夜尿增多。低血钾时，病人的生理反射可以不正常。

检 查

一、血、尿生化检查

低血钾，大多数病人血钾低于正常，一般在 2～3mmol／L，严重者更低，低血钾往往呈持续性、也可为波动性，少数病人血钾正常；高血钠，血钠一般在正常高限或者略高于正常，尿钾高，在低血钾条件，血钾低于 3.5mmol／L，每日尿钾应在 25mmol 以上，尿钠排出量较摄入量为少或接近平衡；碱血症，血 pH 与 CO_2 结合力为正常高限或略高于正常。

二、尿液检查

尿 pH 为中性或偏碱性，尿常规检查可有少量蛋白质，尿比重较固定不减低，往往在 1.010～1.018 之间，少数病人呈低渗尿。

三、醛固酮测定

血浆醛固酮及尿醛固酮受体位及钠摄入量的影响，立位及低钠时升高，原醛症中血浆、尿中醛固酮皆增高，原醛症伴严重低血钾者，醛固酮分泌受抑制，醛固酮增高常不明显，补钾后醛固酮增加更明显。

四、肾素、血管紧张素测定

患者血肾素，血管紧张素Ⅱ基础值降低，有时在可测范围之下，正常参考值前为 (0.55±0.09)pg／mL·h，后者为 (26.0±1.9)pg／mL，经肌肉注射呋塞米 (0.7mg／kg)并在立位 2h 后，正常人血肾素、血管紧张素Ⅱ较基础值增加数倍，兴奋参考值分别为 (3.48±0.52)pg／mL·h 及 (45.0±6.2)pg／mL，原醛症患者兴奋值较基础值只有轻微增加或无反应，醛酮瘤中肾素，血管紧张素受抑制程度较特发性原醛症更显著。血浆醛固酮(ng／dL)／血浆肾素活性(ng／(mL·h)比值＞30 提示有原醛症可能性，＞50 具有诊断意义。

诊 断

高血压患者，尤其是儿童、青少年患者，大都为继发性高血压，其中包括原醛症；高血压患者如用一般降压药物效果不佳时，伴有多饮、多尿，特别是伴有自发性低血钾及周期性瘫痪，且麻痹发作后仍有低血钾或心电图有低钾表现者；高血压患者用排钾利尿剂易诱发低血钾者；应疑有原醛症的可能，须作进一步的检查予以确诊或排除。由于许多药物和激素可影响肾素–血管紧张素–醛固酮系统的调节,故在检查前须停服所有药物,包括螺内酯和雌激素6周以上,赛庚啶、吲哚美辛、利尿剂2周以上,血管扩张剂、钙通道拮抗药、拟交感神经药和肾上腺素能阻滞药1周以上。个别病人如血压过高,在检查期间可选用哌唑嗪、胍乙啶等药物治疗,以确保患者的安全。原醛症的诊断,应首先确定原醛症是否存在,然后应确定原醛症的病因类型。

如能证实患者具备下述三个条件,则原醛症可以确诊:

一、低血钾及不适当的尿钾排泄增多

实验室检查,大多数患者血钾在2～3mmol／L,或略低于3.5mmol／L,但病程短且病情较轻者,血钾可在正常范围内。如将血钾筛选标准定在低于4.0mmol／L,则可使诊断敏感性增至100％,而特异性下降至64％;血钠多处于正常范围或略高于正常;血氯化物正常或偏低。血钙、磷多正常,有手足搐搦症者游离Ca^{2+}常偏低,但总钙正常;血镁常轻度下降。

二、醛固酮分泌增高及不受抑制

由于醛固酮分泌易受体位、血容量及钠浓度的影响,因此单独测定基础醛固酮水平对原醛的诊断价值有限,需采用抑制试验,以证实醛固酮分泌增多且不受抑制,则具有较大诊断价值。

三、血浆肾素活性降低及不受兴奋

血、尿醛固酮水平增加和肾素活性的降低是原醛症的特征性改变。但肾素活性易受多种因素影响,立位、血容量降低及低钠等均能刺激其增高,因此单凭基础肾素活性或血浆醛固酮浓度(ng／dL)与血浆肾素活性[ng／(mL·h)]的比值(A／PRA)的单次测定结果正常,仍不足排除原醛症,需动态观察血浆肾素活性变化,体位刺激试验(PST)、低钠试验,是目前较常使用的方法,它们不仅为原醛症诊断提出依据,也是原醛症患者的病因分型诊断的方法之一。

鉴别诊断

一、原发性高血压

本病使用排钾利尿剂,又未及时补钾,或因腹泻、呕吐等病因出现低血钾,尤其是低肾素型患者,需作鉴别。但原发性高血压患者,血、尿醛固酮不高,普通降压药治疗有效,由利尿剂引起低血钾,停药后血钾可恢复正常,必要时结合上述一些检查不难鉴别。

二、继发性醛固酮增多症

是指由于肾素–血管紧张素系统激活所致的醛固酮增多,并出现低血钾。应

与原醛症相鉴别的主要有：

1.肾动脉狭窄及恶性高血压：此类患者一般血压比原醛症更高，病情进展快，常伴有明显的视网膜损害。恶性高血压患者往往于短期内发展为肾功能不全。肾动脉狭窄的患者约1/3在上腹正中、脐两侧或肋脊角区可听到肾血管杂音、放射性肾图、静脉肾盂造影及分侧肾功能检查，可显示病侧肾功能减退、肾脏缩小。肾动脉造影可证实狭窄部位、程度和性质。另外，患者肾素-血管紧张素系统活性增高，可以与原醛症相鉴别。

2.失盐性肾炎或肾盂肾炎晚期常有高血压伴低血钾，有时与本症不易区别，尤其是原醛症后期有上述并发症者。但肾炎或肾盂肾炎晚期往往肾功能损害严重，伴酸中毒和低血钠。低钠试验不能减少尿钾，血钾不升，血压不降。螺内酯试验不能纠正失钾与高血压。血浆肾素活性增高证实为继发性醛固酮增多症。

三、其他肾上腺疾病

1.皮质醇增多症，尤其是腺癌或异位ACTH综合征所致者，但有其原发病的各种症状、体征及恶病质可以鉴别。

2.先天性肾上腺皮质增生症，如11β-羟化酶和17α-羟化酶缺陷者都有高血压和低血钾。前者高血压、低血钾系大量去氧皮质酮引起，于女性引起男性化，于男性引起性早熟，后者雌雄激素、皮质醇均降低，女性性发育不全，男性呈假两性畸形，临床上不难鉴别。

四、其他

假性醛固酮增多症（Liddle综合征）、肾素分泌瘤、Batter综合征、服甘草制剂、甘珀酸（生胃酮）及避孕药等均可引起高血压和低血钾。血浆肾素-血管紧张素Ⅱ-醛固酮系统检查，现病史和家族史有助于鉴别。

治 疗

原醛症的治疗取决于病因。醛固酮瘤（APA）应及早手术治疗，术后大部分患者可治愈。醛固酮癌（APC）早期发现、病变局限、无转移者，手术可望提高生存率。特发性醛固酮增多症（IHA）及糖皮质激素可治性醛固酮增多症（GRA）宜采用药物治疗。如临床难以确定是腺瘤还是增生，可行手术探查，亦可药物治疗，并随访病情发展、演变，据最后诊断决定治疗方案。

一、手术治疗

为保证手术顺利进行，必须作术前准备。术前应纠正电解质紊乱、低血钾性碱中毒，以免发生严重心律失常。

二、药物治疗

凡确诊 IHA、GRA、及手术治疗效果欠佳的患者，或不愿手术或不能耐受手术的 APA 患者均可用药物治疗。IHA 的治疗可选用以下药物：

1.醛固酮拮抗药：螺内酯是原醛症治疗的首选药物，它与肾小管细胞质及核内的受体结合，与醛固酮起竞争性抑制作用，致使潴钾排钠。当体内醛固酮过多时，螺内酯作用特别明显，但醛固酮的合成不受影响，用药期间，醛固酮的含量不变。

2.钙通道阻滞药：可抑制醛固酮分泌，并能抑制血管平滑肌的收缩，减少血管阻力，降低血压。

3.血管紧张素转换酶抑制剂：可使醛固酮分泌减少，改善钾的平衡并使血压降至正常。本药与保钾利尿药合用时可引起高血钾，应慎重。

4.抑制醛固酮合成的药物：氨鲁米特（氨基导眠能），能阻断胆固醇转变为孕烯醇酮，使肾上腺皮质激素的合成受抑制。酮康唑，为咪唑衍生物，大剂量时可阻断细胞色素 P450 酶，干扰肾上腺皮质的 11β-羟化酶和胆固醇链裂酶活性，可使原醛症患者醛固酮显著减少，血钾及血压恢复正常。但不良反应较大，长期应用有待观察。

5.垂体因子抑制剂：赛庚啶为血清素抑制剂，可抑制垂体 POMC 类衍生物的产生，使患者醛固酮水平明显减低，用于治疗增生型原醛症。但对血钾和血压及长期疗效仍待观察。有的作者试用醛固酮刺激因子（ASF）制剂或鸦片素拮抗剂治疗 IHA。

6.糖皮质激素：地塞米松对糖皮质激素可治性醛固酮增多症（GRA）患者有效。适宜剂量可长期服用。必要时可加用一般降压药。用药后可使血压、血钾、肾素和醛固酮恢复正常，使患者长期维持正常状态。用药期间需定期测血电解质、注意血钾变化及药物不良反应。

肾上腺醛固酮癌大多数 APC 患者确诊时癌细胞已发生广泛转移，可考虑使用化疗。

第21章 先天性肾上腺皮质增生症

概　述

先天性肾上腺皮质增生症(CAH)是较常见的常染色体隐性遗传病,由于皮质激素合成过程中所需酶的先天缺陷所致。皮质醇合成不足使血中浓度降低,由于负反馈作用刺激垂体分泌促肾上腺皮质激素(ACTH)增多,导致肾上腺皮质增生并分泌过多的皮质醇前身物质如11-去氧皮质醇和肾上腺雄酮等而发生一系列临床症状。临床上出现不同程度的肾上腺皮质功能减退,伴有女孩男性化,而男孩则表现性早熟,此外尚可有低血钠或高血压等多种症候群。

病理生理

肾上腺皮质由球状带、束状带、网状带组成。球状带位于最外层,约占皮质的5%~10%,是盐皮质激素-醛固酮的唯一来源;束状带位于中间层,是最大的皮质带,约占75%,是皮质醇和少量盐皮质激素(脱氧皮质酮、脱氧皮质醇、皮质酮)的合成场所;网状带位于最内层,主要合成肾上腺雄激素和少量雌激素。正常肾上腺以胆固醇为原料合成糖皮质激素、盐皮质激素、性激素(雄、雌激素和孕激素)三类主要激素,都是胆固醇的衍生物。其过程极为复杂,其每一步骤都必须经特殊的酶催化,有些酶是合成这3类激素或其中两类激素的过程中所共同需要的。类固醇生成急性调节蛋白(steroidogenic acute regulatory protein,StAR)是类固醇激素合成过程中的重要调节因子,具有高度的组织特异性,其作用是将胆固醇从线粒体外膜转运到内膜,此过程是类固醇激素合成的限速步骤,StAR基因突变导致先天性肾上腺皮质脂质增生。肾上腺合成皮质醇是在垂体分泌的ACTH控制下进行的。先天性肾上腺皮质增生症时,由于上述激素合成过程中有不同部位的酶缺陷致使糖皮质激素、盐皮质激素合成不足,而在缺陷部位以前的各种中间产物在体内堆积,使肾上腺产生的雄激素明显增多。由于血皮质醇水平降低,负反馈作用消除,以致垂体前叶分泌ACTH增多,刺激肾上腺皮质增生,并使雄激素和一些中间代谢产物增多,由于醛固酮合成和分泌在常见类型的CAH中亦大多同时受到影响,故常导致血浆肾素(PRA)活性增高,从而产生各种临床症状。主要的酶缺陷有21-羟化酶(CYP21)、11β-羟化酶(CYP11B1)、17-羟化酶(CYPI7)、3β-羟类固醇脱氢酶(3β-HSD)、18-羟化酶(CYP11B2)等,其中以21-羟化酶缺乏最常见。

病　因

肾上腺合成皮质醇是在垂体分泌的ACTH(促肾上腺皮质激素)控制下进行的,先天性肾上腺皮质增生症时,由于皮质醇水平降低,负反馈作用消除,抑制垂体释放ACTH的作用减弱,致ACTH分泌过多。其临床表现和生化改变取决于缺陷酶的种类和程度,可表现为糖、盐皮质激素和性激素水平改变和相应的症状、体征和生化改变,如胎儿生殖器发育异常、钠平衡失调、血压改变和生长迟缓等。

临床表现

21-羟化酶缺乏和3-羟脱氢酶缺乏有男性化和失盐表现。出现低血钠、高血钾、循环衰竭、失盐危象,可发生于生后数周内,危及生命。根据临床表现的严重程度分为典型和非典型。典型包括(失盐型、单纯男性化)。反映了21-羟化酶缺陷不同程度的一般规律。

一、失盐型

为临床表现最重的一型。除了雄激素过多引起的男性化表现外,有明确的失盐表现。患者由于21-羟化酶活性完全缺乏,孕酮的21羟化过程严重受损,导致醛固酮分泌不足。醛固酮的缺乏引起肾脏、结肠和汗腺钠丢失。21-羟化酶缺陷引起的皮质醇分泌不足又加重了醛固酮缺陷的作用,盐皮质激素和糖皮质激素同时缺陷更易引起休克和严重的低钠血症。

另外,堆积的类固醇前体物质会直接拮抗盐皮质激素受体,加重盐皮质激素缺陷表现,特别是未接受治疗的患者尤为重要。已知孕酮有明确的抗盐皮质激素作用。尚无证据表明17-羟孕酮有直接或间接抗盐皮质激素的作用。

失盐的临床表现可以是一些不特异的症状,如食欲差、呕吐、嗜睡和体重增加缓慢。严重患者通常在出生后1～4周内出现低钠血症、高钾血症、高肾素血症和低血容量休克等肾上腺危象表现。如果不能得到正确及时的诊治,肾上腺危象会导致患者死亡。对于男性失盐型婴儿问题尤为严重,因为他们没有女性婴儿的外生殖器两性畸形,在这些患儿出现脱水和休克之前医生没有警惕CAH的诊断。随着年龄的增长,在婴幼儿期发生过严重失盐表现的CAH病例钠平衡能力会得以改善,醛固酮合成会更加有效。

二、单纯男性化

与失盐型比较,除没有严重失盐表现外,其他雄激素过多的临床表现大致相同。占经典型病例的1／4。

三、非经典型

以前也称为迟发型21-羟化酶缺陷症,患者只有轻度雄激素过多的临床表现。女性患者在出生时外生殖器正常或轻度阴蒂肥大,没有外生殖器两性畸形。肾上腺类固醇前体物质仅轻度升高,17-羟孕酮水平在杂合子携带者和经典型病例之间。ACTH1-24兴奋试验后(60分钟时)17-羟孕酮一般在10ng／mL以上,如果只测定基础血清17-羟孕酮水平,会使患者漏诊。轻度雄激素过多的症状和体征差异很大,很多受累个体会没有症状。最常见的症状为儿童阴毛提早出现,或年轻女性中表现为严重囊性痤疮、多毛症、多囊卵巢、月经稀发甚至闭经。非经典型21-羟化酶缺陷症女性患者也存在生育能力下降,程度比经典型患者轻。

检 查

一、ACTH1-24兴奋试验

对于经典型21-羟化酶缺陷症患者,根据临床表现和基础17-OHP(17-羟孕酮),一般可以明确诊断。血清17-OHP基础值不能提供足够的诊断依据时,有必要进行ACTH(促肾上腺皮质激素)兴奋试验。一般而言60分钟时17-OHP水平在10ng／mL以上考虑非经典型21-羟化酶缺陷症的诊断。每个实验室都应根据21-羟化酶缺陷症杂合子携带者和正常人确定出自己的诊断标准。

二、失盐的检查

PRA(血浆肾素活性)值升高,特别是PRA与24h尿醛固酮比值增加标志着醛固酮合成障碍。在循环血中ACTH,17-OHP和孕酮水平高,但醛固酮水平正常的病例中这些指标也会升高,这样没有很好控制的单纯男性化患者的生化表现会与失盐型混淆。盐皮质激素治疗可以抑制这些患者的肾上腺,有助于二者的鉴别。

理想状态下,血浆和尿醛固酮水平应该与PRA和钠平衡相关,从而有助于对临床类型的准确判断。在分析肾素水平的意义时,必须注意新生儿正常值高于年龄较大的儿童。

三、性染色体检查

女性细胞核染色质为阳性,男性则为阴性,女性染色体计数性染色体为XX,男性则为XY,可确定其真正性别。

四、B型超声检查

先天性肾上腺皮质增生女性假两性畸形的内生殖器正常,B超和经插管X线造影能显示子宫和输卵管。B超、CT、MRI有助于鉴别肾上腺增生或肿瘤,先天性增生为双侧肾上腺对等增大,而肿瘤多为单侧孤立肿块,可有钙化,因出血和坏死可形成液化腔。

五、其他

女性肾上腺皮质增生假两性畸形者,用尿道镜检查尿生殖窦,可见阴道开口于子宫颈,若家族中有21-羟化酶缺乏者,可采用聚合酶链式反应(PCR)、羊膜细胞HLA分型和DNA进行分析。

诊　断

青春期以后的非经典型男性病例通常表现为痤疮或不育。但大多数是在家系筛查中诊断的,没有任何症状。在很少的情况下,男性非经典型21-羟化酶缺陷症病例表现为单侧睾丸增大。在男孩中,很难明确界定经典型单纯男性化病例和非经典型病例之间的界线。因为在轻型和严重病例之间17-羟孕酮水平是连续的变化过程,而男性雄激素过多的临床表现不如女性病例明显。

一、生化检测

1.尿液:17-羟类固醇(17-OHCS)、17-酮类固醇(17-KS)和孕三醇测定,其中17-KS是反映肾上腺皮质分泌雄激素的重要指标,对本病的诊断价值优于17-OHCS。肾上腺皮质增生症患者17-KS明显升高。

2.血液:17-羟孕酮(17-OHP)、肾素血管紧张素原(PRA)、醛固酮(Aldo)、脱氢异雄酮(DHEA)、脱氧皮质酮(DOC)及睾酮(T)等的测定,17-OHP基础值升高是21-羟化酶缺乏的特异性指标,它还可用于检测药物剂量和疗效。

3.血电解质测定:失盐型可有低钠、高钾血症。

二、其他检查

1.染色体检查:外生殖器严重畸形时,可做染色体核型分析,以鉴别性别。

2.X线检查:拍摄左手腕掌指骨正位片,判断骨龄,患者骨龄超过年龄。

3.B超或CT检查:可发现双侧肾上腺增大。

4.基因诊断:采用直接聚合酶链反应,寡核苷酸杂交,限制性内酶片段长度多态性和基因讯序列分析可发现相关基因突变或缺失。

鉴别诊断

一、性染色体检查

女性细胞核染色质为阳性,男性则为阴性,女性染色体计数性染色体为XX,男性则为XY,可确定其真正性别。

二、B型超声检查

先天性肾上腺皮质增生女性假两性畸形的内生殖器正常,B超和经插管X线造影能显示子宫和输卵管。B超、CT、MRI有助于鉴别肾上腺增生或肿瘤,先天性增生为双侧肾上腺对等增大,而肿瘤多为单侧孤立肿块,可有钙化,因出血和坏死可形成液化腔。

三、其他

女性肾上腺皮质增生假两性畸形者,用尿道镜检查尿生殖窦,可见阴道开口于子宫颈,若家族中有21-羟化酶缺乏者,可采用聚合酶链式反应(PCR)、羊膜细胞HLA分型和DNA进行分析。

治 疗

治疗主要为纠正肾上腺皮质激素缺乏,维持正常生理代谢,抑制男性化,促进正常的生长发育。

一、及时纠正水、电解质紊乱(针对失盐型患儿)

静脉补液可用生理盐水,有代谢性酸中毒则用0.45%氯化钠和碳酸氢钠溶液。忌用含钾溶液。重症失盐型需静脉滴注氢化可的松25~100mg,若低钠和脱水不易纠正,则可肌肉注射醋酸脱氧皮质酮(DOCA)1~3mg/d或口服氟氢可的松0.05~0.1mg/d,脱水纠正后,糖皮质激素改为口服,并长期维持,同时口服氯化钠2~4g/d。其量可根据病情适当调整。

二、长期治疗

1.糖皮质激素:糖皮质激素治疗一方面可补偿肾上腺分泌皮质醇的不足,一方面可抑制过多的ACTH释放,从而减轻雄激素的过度产生,故可改善男性化、性早熟等症状,保证患儿正常的生长发育过程。一般氢化可的松口服量为每日10~

20mg,2／3量睡前服,1／3量早晨服。

2.盐皮质激素:盐皮质激素可协同糖皮质激素的作用,使ACTH的分泌进一步减少。可口服氟氢可的松0.05～0.1mg／d,症状改善后,逐渐减量,停药。因长期应用可引起高血压。0.1mg氟氢可的松相当于1.5mg氢化可的松,应将其量计算于皮质醇的用量中,以免皮质醇过量。

在皮质激素治疗的过程中,应注意监测血17-羟孕酮或尿17-酮类固醇,失盐型还应该监测血钾、钠、氯等。调节激素用量,患儿在应激情况下(如感染、过度劳累、手术等)或青春期,糖皮质激素的剂量应比平时增加1.5～2倍。

三、手术治疗

男性患儿勿需手术治疗。女性两性畸形患儿宜6个月至1岁阴蒂部分切除术或矫形术。

第22章 嗜铬细胞瘤

概　述

　　嗜铬细胞瘤为起源于神经外胚层嗜铬组织的肿瘤，主要分泌儿茶酚胺，根据肿瘤是来自交感神经或副交感神经将副神经节瘤分为副交感神经副神经节瘤（包括化学感受器瘤、颈动脉体瘤等）及交感神经副神经节瘤（包括腹膜后、盆腔及纵膈后的副神经节瘤）。某些患者可因长期高血压致严重的心、脑、肾损害或因突发严重高血压而导致危象，危及生命，但如能及时、早期获得诊断和治疗，是一种可治愈的继发性高血压病，嗜铬细胞瘤大约10%在肾上腺外，10%呈恶性，10%为家族性，10%出现于儿童，10%瘤体在双侧，10%为多发性。

病理生理

　　嗜铬细胞瘤90%以上为良性肿瘤。肿瘤切而呈棕黄色，血管丰富，间质很少，常有出血。肿瘤细胞较大，为不规则多角形，胞浆中颗粒较多；细胞可被铬盐染色，因此称为嗜铬为细胞瘤。据统计，80%～90%嗜铬细胞瘤发生于肾上腺髓质嗜铬质细胞，其中90%左右为单侧单个病变。多发肿瘤，包括发生于双侧肾上腺者，约占10%。起源肾上腺以外的嗜铬细胞瘤约占10%；中国此项统计结果稍高一些。恶性嗜铬细胞瘤约占5%～10%，可造成淋巴结、肝、骨、肺等转移。少数嗜铬细胞瘤可同时有多发性皮下神经纤维瘤，其中大约25%与Hippel-Lindau综合征联锁。嗜铬细胞瘤也是Ⅱ型多发性内分泌肿瘤（MENⅡ）的主要病变。MENⅡ发病呈家族性,属常染色体显性遗传,约占嗜铬细胞瘤发病的5%～10%;对于双侧肾上腺嗜铬细胞瘤患者,尤其应当警惕MENⅡ的存在。嗜铬细胞瘤能自主分泌儿茶酚胺,包括肾上腺素、去甲肾上腺素以及多巴胺。肾上腺素和去甲肾上腺素能作用于肾上腺素能受体,如α和β受体,影响相应的组织器官,引起一系列临床表现。嗜铬细胞瘤患者的所有病理生理基础,均与肿瘤的这一分泌功能有直接的关系。

病　因

嗜铬细胞瘤在高血压病人中患病率为0.05%～0.2%,发病高峰为20～50岁。嗜铬细胞瘤位于肾上腺者占80%～90%,且多为一侧性;肾上腺外的瘤主要位于腹膜外、腹主动脉旁。多良性,恶性者占10%。与大部分肿瘤一样,散发型嗜铬细胞瘤的病因仍不清楚。家族型嗜铬细胞瘤则与遗传有关。

临床表现

本病的临床表现个体差异甚大,突然发生恶性高血压、心衰或脑出血等。临床症状及体征与儿茶酚胺分泌过量有关,以心血管症状为主。其常见症状和体征如下:

一、心血管系统表现

1.高血压:高血压为本症的主要和特征性表现,为阵发性或持续性发作,持续性发作患者可有阵发性加剧。典型的阵发性发作常表现为血压突然升高,可达200～300 mmHg／130～180mmHg,伴剧烈头痛,全身大汗淋漓、心悸、心动过速、心律失常,心前区和上腹部紧迫感、疼痛感、焦虑、恐惧或有濒死感、面色苍白、恶心、呕吐、腹痛或胸痛、视力模糊、复视,严重者可致急性左心衰竭或脑血管意外。发作结束后可出现面部潮红,全身发热,流涎,瞳孔缩小等迷走神经兴奋症状,可伴随尿量增多。发作时间数分钟至数小时,随病情进展,发作逐渐频繁,发作时间延长。持续性高血压患者常伴交感神经兴奋,高代谢、头痛、焦虑、烦躁、血压波动大及直立性高血压。一部分患者病情发展迅速,呈急进性高血压过程。

2.低血压、休克:本病也可发生低血压或直立性低血压,甚至休克,或高血压和低血压交替出现。

3.心脏表现:大量儿茶酚胺可致儿茶酚胺性心脏病,出现心律失常如期前收缩、阵发性心动过速、心室颤动。部分病例可致心肌退行性变、坏死、炎性改变等心肌损害,而发生心衰。长期持续的高血压可致左心室肥厚、心脏扩大和心力衰竭,非心源性肺水肿。

二、代谢紊乱

高浓度的肾上腺素作用于中枢神经系统及交感神经系统而使耗氧量增加,基础代谢率增高可致发热、消瘦。肝糖原分解加速及胰岛素分泌受抑制而使糖耐量减退,血糖升高。脂代谢紊乱引起脂肪分解加速,血清游离脂肪酸增加。少数患者可因儿茶酚胺促进钾离子向细胞内转移而出现低钾血症,也可因肿瘤分泌甲状旁腺激素相关肽而致高钙血症。

三、其他表现

过多的儿茶酚胺使肠蠕动及张力减弱,引起便秘、肠扩张,胃肠壁内血管发生增殖性或闭塞性动脉内膜炎,致肠坏死、出血或穿孔;胆囊收缩减弱,Oddi括约肌张力增强,可致胆汁潴留、胆结石。病情严重而病程长者可致肾功能减退。膀胱内副神经节瘤患者排尿时,可诱发血压升高。大量肾上腺素作用下血细胞发生重新分布,使外周血中白细胞计数增多,有时红细胞也可增多。此外,本病可为2型多发性内分泌腺瘤综合征的一部分,可伴发甲状腺髓样癌、甲状旁腺腺瘤或增生、肾上腺腺瘤或增生。

检 查

一、实验室检查

1.血、尿儿茶酚胺及其代谢物测定:

(1)持续性高血压患者尿中儿茶酚胺及其代谢产物香草基杏仁酸(VMA)、甲氧基肾上腺素(MN)和甲氧基去甲肾上腺素(NMN)及其总和(TMN)均可升高,阵发性者高血压发作时升高。

(2)血浆儿茶酚胺测定:血浆儿茶酚胺值在本病持续或阵发性发作时明显高于正常。仅反映取血样即时的血儿茶酚胺水平,故其诊断价值不比发作期24h尿中儿茶酚胺水平测定更有意义。

2.胰高血糖素激发实验:对于阵发性高血压患者可行此检测明确诊断,静注胰高血糖素1mg后1~3min内如血浆儿茶酚胺增加3倍以上或上升至2000pg/mL,伴血压升高可诊断。

二、影像学检查

1.肾上腺CT扫描:为首选。做CT检查时,由于体位改变或注射静脉造影剂可诱发高血压发作,应先用α-肾上腺素能受体阻断剂控制高血压,并在扫描过程中随时准备酚妥拉明以备急需。

2.磁共振显像(MRI):不需造影剂,可显示肿瘤与周围组织的解剖关系及结构特征,可使用于孕妇。

3.B超:灵敏度不如CT和MRI,不易发现较小的肿瘤。可用作初步筛查、定位的手段。

4.^{131}I-间碘苄胺(MIBG)闪烁扫描、生长抑素受体和PET显像具有定性和定位意义。

诊　断

一、定性诊断

嗜铬细胞瘤的诊断是建立在血、尿儿茶酚胺及其代谢物测定的基础上的。

二、定位诊断

利用各种影像学检查可协助对嗜铬细胞瘤进行定位,来指导治疗。

1.B超:可以检出肾上腺内直径>1cm的肿瘤,但B超对于过小或是肾上腺外一些特殊部位的肿瘤(如颈部、胸腔内等)不能显示。

2.CT:是目前首选的定位检查手段。CT诊断肾上腺内嗜铬细胞瘤的敏感性达到90%以上,但特异性不高,只有70%。对于肾上腺外嗜铬细胞瘤,如腹腔内小而分散的肿瘤不易与肠腔的断面相区分,因此有可能漏诊。

3.MRI:在MRI的T1加权像实性肿瘤强度类似肝实质,T2加权像信号较高。坏死、囊变区在T1像呈低信号,在T2像为高信号。MRI诊断嗜铬细胞瘤的敏感性及特异性与CT相似,其优势在于是三维成像,有利于观察肿瘤与周围器官与血管的解剖关系。

4. 同位素^{131}I标记MIBG扫描:MIBG(间碘苄胍)是去甲肾上腺素的生理类似物,可被摄取和贮存于嗜铬细胞瘤内,经同位素^{131}I标记后,能显示瘤体。

鉴别诊断

许多疾病都有类似嗜铬细胞瘤表现,因此鉴别诊断很重要。

一、原发性高血压

某些原发性高压患者呈现高交感神经兴奋性,表现为心悸、多汗、焦虑、心输出量增加。但患者的尿儿茶酚胺是正常的。尤其是在焦虑发作时留尿测定儿茶酚胺更有助于除外嗜铬细胞瘤。

二、颅内疾病

在颅内疾病合并有高颅压时,可以出现类似嗜铬细胞瘤的剧烈头痛等症状。

患者通常会有其他神经系统损害的体征来支持原发病。但也应警惕嗜铬细胞瘤并发脑出血等情况。

三、神经精神障碍

在焦虑发作尤其是伴有过度通气时易与嗜铬细胞瘤发作相混淆。但是焦虑发作时通常血压是正常的。如果血压亦有上升,则有必要测定血、尿儿茶酚胺以助鉴别。

四、癫痫

癫痫发作时也类似嗜铬细胞瘤,有时血儿茶酚胺也可升高,但尿儿茶酚胺是正常的。癫痫发作前有先兆,脑电图异常,抗癫痫治疗有效等以助除外嗜铬细胞瘤。

五、绝经综合征

处于绝经过渡期的妇女会出现多种雌激素缺乏导致的症状,如潮热、出汗、急躁、情绪波动难以控制等,类似于嗜铬细胞瘤发作,通过了解月经史,进行性激素及儿茶酚胺的测定可有助于鉴别。

六、其他

甲亢时呈现高代谢症状,伴有高血压。但是舒张压正常,且儿茶酚胺不会增高。冠心病心绞痛发作、急性心肌梗死等均需与嗜铬细胞瘤鉴别。一般根据发作时心电图改变、改善心肌供血治疗有效等可以与之区别。最关键的还是尿儿茶酚胺的测定。

治 疗

嗜铬细胞瘤一旦确诊并定位,应及时切除肿瘤,否则有肿瘤突然分泌大量儿茶酚胺、引起高血压危象的潜在危险。术前应采用α受体阻滞药使血压下降,减轻心脏负荷,并使原来缩减的血管容量扩大,以保证手术的成功。诊断一旦明确,应立即用药物控制,以防出现高血压急症。主要用药为长效α受体阻滞药,包括酚苄明和哌唑嗪。用药时需注意小剂量起始预防体位性低血压,合并高血压急症时可静脉给以酚妥拉明。如疗效不好可静脉输注硝普钠。

一、术前准备和药物治疗

嗜铬细胞瘤所致高血压危象的治疗:应首先抬高床头,立即静脉注射酚妥拉明1～5mg。密切观察血压,当血压降至160mmHg / 100mmHg左右时,停止注射。继之缓慢滴注。

二、术后处理

在肿瘤切除后,患者血压很快下降。如术后仍存在持续性高血压,可能是肿瘤未切除干净或已伴有原发性高血压或肾性高血压。儿茶酚胺在手术后7～10天即可恢复正常水平。因此在术后1周时监测血压及测定血尿儿茶酚胺或其代谢物以明确肿瘤是否完全切除。

对于不能手术的患者或者恶性肿瘤扩散的患者,可以长期药物治疗。多数的肿瘤生长很慢。应用肾上腺素能受体阻滞剂以及a甲基酪氨酸长期治疗可有效抑制儿茶酚胺合成。

恶性嗜铬细胞瘤的治疗:恶性嗜铬细胞瘤对放化疗不敏感,可用抗肾上腺药物对症治疗,可以联合应用环磷酰胺、长春新碱、达卡巴嗪(甲氮咪胺)化疗。

第23章 糖尿病

概　述

糖尿病(diabetes mellitus)是一组以慢性血糖升高为特征的代谢性疾病。血糖升高则是由于胰岛素分泌缺陷或其生物作用受损,或两者兼有引起。长期存在的高血糖引起多器官系统损害,导致各种组织,特别是眼、肾、心脏、血管、神经的慢性损害、功能障碍。糖尿病是一种最常见的内分泌代谢疾病,具有遗传易感性,在环境因素的触发下发病。随着社会经济的发展、人们生活方式的改变(能量摄入增加和运动减少等)及人口老龄化,2型糖尿病发病率在全球范围内呈逐年增高趋势,尤其在发展中国家增加速度将更快,呈现流行势态。糖尿病现已成为继心血管病和肿瘤之后,第3位威胁人们健康和生命的非传染性疾病。

分　型

一、1型糖尿病

1型糖尿病与自身免疫有关,起病缓急不一,青少年起病较急,症状明显。成年人则起病隐匿,但在感染或其他应急情况下病情迅速恶化。病人多较消瘦,有酮症酸中毒倾向。胰岛素分泌不足,需应用胰岛素治疗以控制代谢紊乱和维持生命。

二、2型糖尿病

2型糖尿病占病群体的95%,是指胰岛素抵抗和伴胰岛素分泌不足。多成年起病,病程进程缓慢,症状相对较轻,中晚期伴有一种或多种慢性并发症。病人以肥胖多见,很少自发性酮症酸中毒。多数病人不需胰岛素治疗。

三、其他特殊类型糖尿病

其他特殊类型糖尿病是指目前病因以明确的速发型糖尿病,包括β细胞功能的基因缺陷、胰岛素作用的基因缺陷、胰腺外分泌疾病、内分泌疾病、药物或化学品所致的糖尿病,感染不常见的免疫导致的糖尿病。

四、妊娠期糖尿病

妊娠期糖尿病是指妊娠过程中初次发现的任何程度的糖耐量异常。不论其是否需要胰岛素或单用饮食治疗,也不论分娩后这情况是否和持续,均可认为是妊娠期糖尿病。

病理生理

一、1型糖尿病

1型糖尿病胰岛病理改变特征为胰岛β细胞数量显著减少及胰岛炎,50%～70%病例有胰岛炎,表现为胰岛内淋巴细胞和单核细胞浸润,其他改变有胰岛萎缩和β细胞空泡变性,少数病例胰岛无明显病理改变,分泌胰高糖素、生长抑素及胰多肽的细胞数量正常或相对增多。

二、2型糖尿病

2型糖尿病胰岛病理改变特征为淀粉样变性,90%患者的胰岛在光镜下见淀粉样物质沉积于毛细血管和内分泌细胞间,其程度与代谢紊乱程度相关,此外,胰岛可有不同程度纤维化。胰岛β细胞数量中度或无减少,胰高糖素分泌细胞增加,其他胰岛内分泌细胞数量无明显改变。糖尿病时胰岛素分泌和(或)胰岛素作用缺陷致胰岛素绝对或相对不足,引起一系列的代谢紊乱。

1.碳水化合物代谢:由于葡萄糖在细胞内磷酸化减少,进而导致糖酵解、磷酸戊糖旁路及三羧酸循环减弱,糖原合成减少、分解增多,以上代谢紊乱使肝、肌肉和脂肪组织摄取利用葡萄糖的能力降低,空腹及餐后肝糖输出增加;又因葡萄糖异生底物的供给增多及磷酸烯醇型丙酮酸激酶活性增强,肝糖异生增加,因而出现空腹及餐后高血糖。胰岛素缺乏使丙酮酸脱氢酶活性降低,葡萄糖有氧氧化减弱,能量供给不足。

2.脂肪代谢:由于胰岛素不足,脂肪组织摄取葡萄糖及从血浆清除甘油三酯的能力下降,脂肪合成代谢减弱,脂蛋白脂酶活性低下,血浆中游离脂肪酸和甘油三酯浓度增高。在胰岛素极度缺乏时,激素敏感性脂酶活性增强,储存脂肪的动员和分解加速,血游离脂肪酸浓度进一步增高。血脂异常是胰岛素抵抗的重要后果,脂肪组织胰岛素抵抗可使胰岛素介导的抗脂解效应和葡萄糖摄取降低以及FFA和甘油释放增加,肝VLDL、TG形成过多可影响VLDL和HDL及VLDL和LDL间的转变,而LDL增高和HDL降低。所有这些改变都与心血管病危险性增高有关联。

3.蛋白质代谢:肝、肌肉等组织摄取氨基酸减少,蛋白质合成代谢减弱、分解代谢加速,导致负氮平衡。血浆中成糖氨基酸(丙氨酸、甘氨酸、苏氨酸和谷氨酸)浓度降低,反映糖异生旺盛,成为肝糖输出增加的主要来源;血浆中成酮氨基酸(亮氨酸、异亮氨酸和缬氨酸等支链氨基酸)浓度增高,提示肌肉组织摄取这些氨基酸合成蛋白质能力降低,导致病人乏力、消瘦、组织修复和抵抗力降低,儿童生长发育障碍和延迟。同时还有胰高糖素分泌增加,且不为高血糖所抑制。胰高糖素具有促进肝糖原分解、糖异生、脂肪分解和酮体生成作用,对上述代谢紊乱起促进作用。

经胰岛素治疗血糖良好控制后,血浆胰高糖素水平可降至正常或接近正常。

2型糖尿病与1型糖尿病有相同的代谢紊乱,但程度一般较轻。有些病人的基础胰岛素分泌正常,空腹时肝糖输出不增加,故空腹血糖正常或轻度升高,但在进餐后出现高血糖。另一些病人进餐后胰岛素分泌持续增加,分泌高峰延迟,餐后3～5h血浆胰岛素水平呈现不适当的升高,引起反应性低血糖,并可成为这些病人的首发症状。在急性应激或其他诱因影响下,2型糖尿病病人也可发生酮症酸中毒、非酮症高渗性糖尿病昏迷或混合型(高血浆渗透压和酮症)急性代谢紊乱;乳酸性酸中毒少见。

病　因

一、遗传因素

1型或2型糖尿病均存在明显的遗传异质性。糖尿病存在家族发病倾向,1/4～1/2患者有糖尿病家族史。临床上至少有60种以上的遗传综合征可伴有糖尿病。1型糖尿病有多个DNA位点参与发病,其中以HLA抗原基因中DQ位点多态性关系最为密切。在2型糖尿病已发现多种明确的基因突变,如胰岛素基因、胰岛素受体基因、葡萄糖激酶基因、线粒体基因等。

二、环境因素

进食过多,体力活动减少导致的肥胖是2型糖尿病最主要的环境因素,使具有2型糖尿病遗传易感性的个体容易发病。1型糖尿病患者存在免疫系统异常,在某些病毒如柯萨奇病毒,风疹病毒,腮腺病毒等感染后导致自身免疫反应,破坏胰岛素β细胞。

临床表现

一、多饮、多尿、多食和消瘦

严重高血糖时出现典型的"三多一少"症状,即多尿、多饮、多食和体重减轻,多见于1型糖尿病。发生酮症或酮症酸中毒时"三多一少"症状更为明显。

二、疲乏无力、肥胖

多见于2型糖尿病。2型糖尿病发病前常有肥胖,若得不到及时诊断,体重会逐渐下降。

检 查

一、糖代谢异常严重程度或控制程度的检查

包括尿糖测定,血糖测定和OGTT检查,糖化血红蛋白测定。其中OGTT检查是无任何热量摄入8h后,服用75g葡萄糖(溶入250-300mL水中)后,查空腹及饮葡萄糖水后2h血浆葡萄糖。糖化血红蛋白测定反映8-12周平均血糖水平。

二、胰岛β细胞功能检查

包括胰岛素释放试验,C肽释放试验。

三、并发症的检测

包括酮体,电解质,心脏、肝脏、肾脏、眼底、神经系统等检查。

四、有关病因及发病机制的检查

包括GAD、ICA、IAA、胰岛素敏感性检查、基因分型等等。

诊 断

糖尿病的诊断以血糖异常升高为依据,正常成人的血糖水平是:空腹血糖(FPG)为3.9~6.0mmol/L(70~108mg/dL);餐后2h血糖(2hPG)为3.9~7.7mmol/L(70~139mg/dL)。

诊断标准:有糖尿病症状,如多尿、口干、多饮及不明原因的体重减轻,平时任何时间的随机血糖≥11.1mmol/L(200mg/dL),空腹血糖≥7.0mmol/L(126mg/dL),或OGTT 2hPG≥11.1mmol/L(200mg/dL),需重复确认一次,即可诊断为糖尿病。

葡萄糖调节受损(IGR)空腹血糖6.1~6.9mmol/L(110~125mg/dL)为空

腹血糖调节受损(IFG),可进一步行糖耐量实验,成人空腹口服葡萄糖75g后2h测血糖,血糖≥11.1mmol／L(200mg／dL)即可诊断为糖尿病。血糖<7.8mmol／L(140mg／dL)为正常。在7.8~11.1mmol／L(140~200mg／dL)之间,为糖耐量减低(IGT)。

妊娠期糖尿病的诊断标准:初次检查血糖值正常者,需24~28周行OGTT检测,达到或超过以下至少一项指标:FPG≥5.1mmol／L,1hPG≥10.0mmol／L,2hPG≥8.5mmol／L诊断GDM。

糖尿病并发症

一、病因

根据糖尿病并发症发病的急缓以及病理上的差异,可将其分为急性和慢性两大类。

1.糖尿病急性并发症病因:包括糖尿病酮症酸中毒、高血糖高渗状态、乳酸性酸中毒等,其发病原因主要是由于胰岛素活性重度缺乏及升糖激素不适当升高,导致血糖过高,而引起糖、脂肪和蛋白质代谢紊乱,以致机体水、电解质和酸碱平衡失调。

2.糖尿病慢性并发症病因:慢性并发症是糖尿病致残、致死的主要原因,主要包括:①大血管并发症,如脑血管、心血管和下肢血管的病变等。②微血管并发症,如肾脏病变和眼底病变。③神经病变,包括负责感官的感觉神经,支配身体活动的运动神经,以及司理内脏、血管和内分泌功能的自主神经病变等等。

目前普遍认为多元醇旁路、蛋白激酶C、己糖胺激活、晚期糖基化产物(AGEs)的多寡,以及高血糖诱导的线粒体产生反应性氧化产物(ROS)生成增加,可能是糖尿病慢性并发症发生的发病机制和共同基础。

二、并发症

1.糖尿病肾病:是糖尿病患者最重要的合并症之一。我国的发病率亦呈上升趋势,目前已成为终末期肾脏病的第二位原因,仅次于各种肾小球肾炎。由于其存在复杂的代谢紊乱,一旦发展到终末期肾脏病,往往比其他肾脏疾病的治疗更加棘手。但积极适当的干预措施能明显减少和延缓糖尿病肾病的发生,尤其在病程早期干预治疗效果甚佳。

2.糖尿病眼部并发症:

(1)糖尿病性视网膜病变是糖尿病性微血管病变中最重要的表现,是一种具有特异性改变的眼底病变,是糖尿病的严重并发症之一。临床上根据是否出现视网膜新生血管为标志,将没有视网膜新生血管形成的糖尿病性视网膜病变称为非增殖性糖尿病性视网膜病变(或称单纯型或背景型),而将有视网膜新生血管形成的糖尿病性视网膜病变称为增殖性糖尿病性视网膜病变。

(2)与糖尿病相关的葡萄膜炎大致上有以下4种情况:①与糖尿病本身相关的葡萄膜炎;②感染性葡萄膜炎,糖尿病患者发生内源性感染性眼内炎的机会较正常人明显增加;③伴有一些特定的葡萄膜炎类型,但二者是偶然的巧合,抑或是有内在的联系;④内眼手术后的感染性眼内炎或无菌性眼内炎。多发生于中年人和老年人糖尿病患者。

(3)糖尿病性白内障发生在血糖没有很好控制的青少年糖尿病患者。多为双眼发病,发展迅速,甚至可于数天、数周或数月内发展为完全混浊。

3.糖尿病足:足部是糖尿病这个多系统疾病的一个复杂的靶器官。糖尿病患者因周围神经病变与外周血管疾病合并过高的机械压力,可引起足部软组织及骨关节系统的破坏与畸形形成,进而引发一系列足部问题,从轻度的神经症状到严重的溃疡、感染、血管疾病、Charcot关节病和神经病变性骨折。实际上类似的病理改变也可以发生在上肢、面部和躯干上,不过糖尿病足的发生率明显高于其他部位。

4.糖尿病心血管并发症:包括心脏和大血管上的微血管病变、心肌病变、心脏自主神经病变,是引起糖尿病患者死亡的首要病因。冠心病是糖尿病的主要大血管并发症,研究显示,糖尿病患者冠心病的死亡风险比非糖尿患者群高3~5倍。其病理机制是动脉粥样硬化,高血糖、高收缩压、高胆固醇、低密度脂蛋白增高、高密度脂蛋白下降、年龄、性别、吸烟、家族史均是其发病的危险因素。

5.糖尿病性脑血管病:是指由糖尿病所引起的颅内大血管和微血管病变。据统计,2型糖尿病患者有20%~40%会发生脑血管病,主要表现为脑动脉硬化、缺血性脑血管病、脑出血、脑萎缩等,是糖尿病患者的主要死亡原因之一。

6.糖尿病神经病变:糖尿病神经病变最常见的类型是慢性远端对称性感觉运动性多发神经病变,即糖尿病周围神经病变,发病率很高,部分患者在新诊断为糖尿病时就已经存在周围神经病变了,遗憾的是在治疗上,尤其是在根治糖尿病神经病变方面相当困难,所以其重点还在于预防其发生和控制发展。

鉴别诊断

一、肝脏疾病

肝硬化患者常有糖代谢异常,典型者空腹血糖正常或偏低,餐后血糖迅速上升。病程长者空腹血糖也可升高。

二、慢性肾功能不全

可出现轻度糖代谢异常。

三、应激状态

许多应激状态如心、脑血管意外，急性感染、创伤，外科手术都可能导致血糖一过性升高，应激因素消除后1～2周可恢复。

四、多种内分泌疾病

如肢端肥大症、库欣综合征、甲亢、嗜铬细胞瘤、胰升糖素瘤等均可引起继发性糖尿病，除血糖升高外，尚有其他特征性表现，不难鉴别。

治 疗

目前尚无根治糖尿病的方法，但通过多种治疗手段可以控制好糖尿病。主要包括五个方面：糖尿病患者的教育、自我监测血糖、医学营养治疗、运动治疗和药物治疗。

药物治疗

一、促胰岛素分泌剂

1.磺脲类：

（1）作用机制：

胰腺内作用机制：促使β细胞ATP敏感的钾离子通道关闭是胰岛素释放的主要机制，磺脲类药物以及葡萄糖（通过转运、磷酸化、氧化代谢产生ATP）均可通过此机制刺激胰腺β细胞释放胰岛素。

胰腺外作用机制：磺脲类药物除了对β细胞有直接刺激作用外，还可使外周葡萄糖利用增加10%～52%（平均29%）。第一代磺脲类药物与第二代磺脲类药物相比，亲合力低，脂溶性差，对细胞膜穿透性差，需口服较大剂量才能达到与之相同的降糖效果；第一代比第二代磺脲类药物所引起的低血糖反应及其他不良反应发生率高，因此第一代磺脲类药物在临床上应用越来越少。

（2）用药特点：磺脲类药物每日使用剂量范围较大，在一定剂量范围内，磺脲类药物降糖作用呈剂量依赖性，但超过最大有效浓度后降糖作用并不随之增强，相反副反应明显增加。

（3）适应证：主要用于新诊断的非肥胖2型糖尿病患者；老年或以餐后血糖升高为主者宜选用短效类，如格列吡嗪、格列喹酮；轻－中度肾功能不全患者可选用格列喹酮；病程较长，空腹血糖较高的2型糖尿病患者可选用中－长效类药物（如格列本脲、格列美脲、格列齐特、格列吡嗪控释片）。有较好的胰岛功能、新诊断糖尿病、胰岛细胞抗体(ICA)或谷氨酸脱羧酶抗体(GAD)阴性的糖尿病患者对磺脲药物反应良好。使用磺脲类药物治疗血糖控制不能达标时,可以合并使用双胍类、噻唑烷二酮类、α-糖苷酶抑制剂、胰岛素。同一患者一般不同时联合应用两种磺脲类药物。

(4)副作用:低血糖反应,常发生于高龄,肝、肾功能不全患者,药物剂量过大、进食不规律、饮酒为常见诱因。长期使用磺脲类药物过程中出现体重增加。其他:包括恶心,呕吐,胆汁淤积性黄疸,肝功能异常,白细胞减少,粒细胞缺乏,贫血,血小板减少,皮疹等。

(5)禁忌证和注意事项:

禁忌证:1型糖尿病患者不可单独使用;有急性严重感染、手术、创伤或糖尿病急性并发症者;有严重的肝、脑、心、肾、眼等并发症者;对磺胺类药物过敏者。

注意事项:妊娠和哺乳期妇女需改用胰岛素治疗;老年人使用磺脲类药物剂量要酌情调整;不推荐儿童服用;肝肾功能不全的患者酌情使用。

2.格列奈类:

(1)作用机制:通过与胰岛 β 细胞膜上的特异性受体结合,促进与受体耦联的ATP敏感的钾离子通道关闭,抑制钾离子从 β 细胞外流,使细胞膜去极化,从而开放电压依赖的钙离子通道,使细胞外钙离子进入细胞内,促进储存的胰岛素分泌,可改善早相胰岛素分泌。低血糖较磺脲类药物少见。

(2)适应证:适用于2型糖尿病早期高血糖阶段或以餐后血糖升高为主的老年患者,可单独或与二甲双胍、胰岛素增敏剂等联合使用。

(3)禁忌症:同磺脲类。

二、二甲双胍

1.作用机制:减少糖异生;抑制肠道对葡萄糖的吸收;改善胰岛素的敏感性;增加外周组织对葡萄糖的转运、利用和氧化;降低甘油三脂和低密度脂蛋白(LDL)并增加高密度脂蛋白(HDL)减少心血管的并发症;抑制血小板的聚集,增加纤溶性,降低血管通透性,增加动脉舒缩力和血流量。延缓血管并发症的发生;抑制糖化终末产物(AGE)的生成。

2.适应证:经饮食控制和体育锻炼,血糖仍未降到满意水平者;肥胖的高血糖患者;因为这类患者服用这类药物不会使体重进一步增加,而且还有点减低体重的功效,有人甚至认为双胍类降糖药可用于糖耐量损害者及肥胖的治疗;可以与磺脲类降糖药、葡萄糖苷酶抑制剂、噻唑二酮类和胰岛素合用,加强降糖力度。同时可以加用双胍类降糖药以减少胰岛素的用量。

3.副作用:

(1)乳酸性酸中毒。双胍类降糖药,尤其是降糖灵(盐酸苯乙双胍)的最严重的副作用就是乳酸性酸中毒。当降糖灵的剂量大于每日150mg时,就会使体内乳酸的生成量有所增加。老年人,或者年龄虽然不太大,但心血管、肺、肝、肾有问题的糖尿病病患者,由于体内缺氧,乳酸的生成增多,而其代谢、清除发生障碍,容易发生乳酸性酸中毒,这类患者如服用较大量的降糖灵,发生乳酸性酸中毒的危险性就明显增大。

(2)消化道反应。表现为食欲下降、恶心、呕吐、口干、口苦、口内有金属味、腹胀、腹泻等,降糖灵引起胃肠道症状的可能性比二甲双胍大,其程度也比二甲双胍严重。

(3)皮肤过敏反应。

(4)加重酮症酸中毒。降糖灵能促进酮体的生成,所以有酮症酸中毒或酮症酸中毒倾向的糖尿病患者不宜用之。

4.禁忌症:肝、肾、心、肺功能减退,消瘦,慢性营养不良患者;1型糖尿病患者不宜单独使用。T2DM合并严重代谢紊乱、严重感染、外伤、手术、孕妇、哺乳期;药物过敏患者。

5.注意事项:儿童不宜选择,老年患者慎用,注意监测肾功能。注射碘静脉造影前、后停用二甲双胍至少48h。

三、a-糖苷酶抑制剂

1.作用机制:在小肠上皮刷状缘与碳水化合物竞争水解碳水化合物的糖苷水解酶,从而减慢碳水化合物水解及产生葡萄糖的速度并延缓葡萄糖的吸收。单独应用或与其他降糖药物合用,可以降低病人的餐后血糖。

2.适应证:适用于各型糖尿病患者,尤其适用于餐后高血糖,以碳水化合物为主要食物成分患者的治疗,也用于糖耐量异常(IGT)者的干预治疗。

3.副作用:可出现肠鸣、腹胀、恶心、呕吐、食欲不振、腹泻等胃肠道反应,单用不引起低血糖,与胰岛素或磺脲类合用仍可发生低血糖,一旦发生,给予葡萄糖纠正低血糖。

4.禁忌症:有明显消化和吸收障碍的慢性胃肠功能紊乱患者、慢性胰腺炎、烟酒过度嗜好者禁用。儿童、妊娠期和哺乳期妇女禁用。应避免同时服用考来酰胺、肠道吸附剂和消化酶类制剂,以免影响降糖效果。

四、胰岛素增敏剂(噻唑烷二酮类)

1.作用机制:作用于细胞核受体,调节细胞的基因表达,增加外周组织对胰岛素的反应性,从而改善肝、脂肪细胞的胰岛素抵抗,从而起到降糖作用。(激活过氧化物酶体增殖因子激活的 γ-型受体(PPARγ)有关。增加胰岛素介导的葡萄糖转运子GLUT-4的表达。)

2.适应证:适用于2型糖尿病患者,尤其肥胖及胰岛素抵抗明显患者。

3.副作用:水肿,体重增加。

4.禁忌症:伴有水肿的糖尿病患者;伴有严重肝脏病变的糖尿病患者;1型糖

尿病患者;伴有糖尿病酮症酸中毒的患者;孕期及哺乳期的女性糖尿病患者;单独使用不会发生低血糖,与胰岛素或磺脲类药物合用时,可能发生低血糖。

五、胰岛素

1.胰岛素在糖尿病治疗中的发展历程

(1)第一代胰岛素(动物胰岛素):1921年弗雷德里克•班丁(FrederickBan－ting)与约翰•麦克劳德(JohnMacleod)合作首次成功提取到了胰岛素。动物胰岛素是最早应用于糖尿病治疗的胰岛素注射制剂,一般是猪胰岛素,猪胰岛素与人胰岛素存在1至4个氨基酸的不同,因此容易发生免疫反应,注射部位皮下脂肪萎缩或增生,胰岛素过敏反应,并且由于其免疫原性高,容易反复发生高血糖和低血糖,容易出现胰岛素抵抗。

(2)第二代胰岛素(人胰岛素):20世纪80年代,人们通过基因工程(重组DNA)或重组中国仓鼠卵巢细胞(CHO)表达出高纯度的合成人胰岛素,其结构和人体自身分泌的胰岛素一样。

对比动物胰岛素,人胰岛素较少发生过敏反应或者胰岛素抵抗,所以皮下脂肪萎缩的现象也随之减少;由于人胰岛素抗体少,所以注射量比动物胰岛素平均减少30%;人胰岛素的稳定性高于动物胰岛素,25℃左右常温可保存人胰岛素4周。

在起效时间、峰值时间、作用持续时间上不能模拟生理性人胰岛素分泌模式。需在餐前30min注射,有较高的夜间低血糖风险。

(3)第三代胰岛素(胰岛素类似物):20世纪90年代末,在对人胰岛素结构和成分的深入研究中发现,对肽链进行修饰:利用基因工程技术,改变胰岛素肽链上某些部位的氨基酸组合;改变等电点;增加六聚体强度;以钴离子替代锌离子;在分子中增加脂肪酸链,加大与白蛋白的结合,均有可能改变其理化和生物学特征,从而可研制出更适合人体生理需要的胰岛素类似物(insulin similitude)。胰岛素类似物可紧临餐使用,也称为餐时胰岛素或速效胰岛素。

2.分类

胰岛β细胞中储备胰岛素约200U,每天分泌约40U。空腹时,血浆胰岛素浓度是5~15μU/mL。进餐后血浆胰岛素水平可增加5~10倍。

(1)超短效:注射后15分钟起作用,高峰浓度1~2h(皮下)。例如门冬胰岛素、赖脯胰岛素。

(2)短效(速效):注射后30分钟起作用,高峰浓度2~4h,持续5~8h(皮下、肌内、静注)。如普通胰岛素。

(3)中效:注射后2~4h起效,高峰浓度6~12h,持续24~28h(皮下)。如低精蛋白锌胰岛素。

(4)长效:注射后4~6h起效,高峰浓度6~12h,持续24~36h(皮下)。如精蛋白锌胰岛素。

(5)超长效:注射后3~6h起效,维持时间为6~24h(皮下)。如地特胰岛素、甘精胰岛素。

(6)预混:注射后0.5h起效,维持时间为24h(皮下)。如双时相胰岛素。

3.作用机制:胰岛素的主要生理作用是调节代谢过程。

(1)对糖代谢:促进组织细胞对葡萄糖的摄取和利用,促进糖原合成,抑制糖异生,使血糖降低。

(2)对脂肪代谢:促进脂肪酸合成和脂肪贮存,减少脂肪分解。

(3)对蛋白质:促进氨基酸进入细胞,促进蛋白质合成的各个环节以增加蛋白质合成。

总的作用是促进合成代谢。胰岛素是机体内唯一降低血糖的激素,也是唯一同时促进糖原、脂肪、蛋白质合成的激素。作用机理属于受体酪氨酸激酶机制。

4.适应症:1型糖尿病患者,由于自身胰岛β细胞功能受损,胰岛素分泌绝对不足,在发病时就需要胰岛素治疗,而且需终生胰岛素替代治疗以维持生命和生活;2型糖尿病患者在生活方式和口服降糖药联合治疗的基础上,如果血糖仍然未达到控制目标,即可开始口服药物和胰岛素的联合治疗;新发病并与1型糖尿病鉴别困难的消瘦糖尿病患者;在糖尿病病程中(包括新诊断的2型糖尿病患者),出现无明显诱因的体重下降时,应该尽早使用胰岛素治疗;对于血糖较高的初发2型糖尿病患者,由于口服药物很难使血糖得到满意的控制,而高血糖毒性的迅速缓解可以部分减轻胰岛素抵抗和逆转β细胞功能,故新诊断的2型糖尿病伴有明显高血糖时可以使用胰岛素强化治疗。还有一些特殊情况下也须应用胰岛素治疗:围手术期;出现严重的急性并发症或应激状态时需临时使用胰岛素度过危险期,如糖尿病酮症酸中毒、高渗性高血糖状态、乳酸酸中毒、感染等;出现严重慢性并发症,如糖尿病足、重症糖尿病肾病等;合并一些严重的疾病,如冠心病、脑血管病、血液病、肝病等;妊娠糖尿病及糖尿病合并妊娠的妇女,妊娠期、分娩前后、哺乳期,如血糖不能单用饮食控制达到要求目标值时,需用胰岛素治疗,禁用口服降糖药。还包括继发性糖尿病和特异性糖尿病人。

5.使用注意事项:开始胰岛素治疗后应继续坚持饮食控制和运动,并加强对患者的宣教,鼓励和指导患者进行自我血糖监测,以便于胰岛素剂量调整和预防低血糖的发生。所有开始胰岛素治疗的患者都应该接受低血糖危险因素、症状和自救措施的教育。胰岛素的治疗方案应模拟生理性胰岛素分泌的模式,包括基础胰岛素和餐时胰岛素两部分的补充。方案的选择应高度个体化,按照血糖达标为驱动的阶梯治疗方案,尽早控制血糖平稳达标。学会自我观察,经常用手指按压注射部位有无硬结、疼痛感,严重时应请教专业医护人员,打针时要避开这些部位。注射胰岛素的人,应自备血糖仪,保证每天自测血糖,了解血糖波动情况,每次将结果记录下来,以便复查时医生调整胰岛素用量。

6.注射部位:腹部是应优先选择的部位,因为腹部的皮下脂肪较厚,可减少注射至肌肉层的危险,捏起腹部皮肤最容易,同时又是吸收胰岛素最快的部位。应在肚脐两侧旁开3~4指的距离外注射,越往身体两侧皮下层越薄,越容易扎至肌肉层。这个部位最适合注射短效胰岛素或与中效混合搭配的胰岛素。另外,大腿外侧、上臂外侧四分之一部分和臀部也是适合注射胰岛素的部位。

7.胰岛素不良反应:

(1)低血糖反应:最常见,与剂量过大或饮食失调有关。

(2)少数病人有过敏反应,如荨麻疹、血管神经性水肿、紫癜,极个别有过敏性休克。此种反应大致由于制剂中有杂质所致。轻者可治以抗组胺类药物,重者须调换高纯度制剂,如单组分人胰岛素,由于其氨基酸序列与内源性胰岛素相同,且所含杂质极少,引起过敏极罕见,或可改用口服药。

(3)胰岛素治疗初期可发生水钠滞留而水肿,可能与胰岛素促进肾小管回吸收钠有关,称为胰岛素水肿。

(4)屈光失常:胰岛素治疗过程中有时病人感视力模糊,由于治疗时血糖迅速下降,影响晶状体及玻璃体内渗透压,使晶状体内水分逸出而屈光率下降,发生远视。但此属暂时性变化,一般随血糖浓度恢复正常而迅速消失,不致发生永久性改变。此种屈光突变多见于血糖波动较大的幼年型病者。

(5)局部反应包括:注射局部皮肤红肿、发热及皮下有小结节,改变注意部位后可自行消失,不影响疗效;皮下脂肪萎缩或增生,脂肪萎缩成凹陷性皮脂缺失,多见于女青年及小儿大腿、腹壁等注射部位;皮下组织增生成硬块,多见于男性臀部等注射部位,有时呈麻木刺痛,可影响吸收,须更换注射部位而保证治疗。

(6)胰岛素抗药性:很少数病者有胰岛素抗药性,每日胰岛素需要量超过100~200U,无酮症酸中毒及其他内分泌病引起的继发性糖尿病者称为胰岛素抗药性,可静脉注射或静脉滴注胰岛素。必要时联合糖皮质激素及口服降糖药物治疗。

六、GLP-1受体激动剂和DPP-IV抑制剂

1.GLP-1受体激动剂:

(1)作用机制:通过激动GLP-1受体而发挥降糖作用。

(2)适应证:可单独或与其他降糖药物合用,尤其是肥胖和胰岛素抵抗明显患者。

(3)副作用:常见胃肠道反应。

(4)禁忌症:胰腺炎患者禁用,T1DM与DKA患者禁用。

2.DPP-IV抑制剂:

(1)作用机制:抑制DPP-IV活性而减少GLP-1的失活,提高内源性GLP-1水平。

（2）适应证：单独使用或与二甲双胍联合使用。

（3）副作用：可能出现头痛，超敏反应，肝酶上升，胰腺炎等不良反应。

（4）禁忌症：禁用于孕妇，儿童，和对DPP-IV抑制剂有超敏反应患者，重度肝肾功能不全，T1DM与DKA患者不推荐使用。

第24章　糖尿病酮症酸中毒

概　述

　　糖尿病酮症酸中毒(diabetic ketoacidosis,DKA)是以高血糖、酮症和酸中毒为主要表现的常见糖尿病急症。酮体是肝脏中脂肪分解成脂肪酸的中间代谢产物,包括乙酰乙酸、β-羟丁酸和丙酮三种成分。正常情况下,机体产生少量酮体,随着血液运送到心脏、肾脏和骨骼肌等组织,作为能量来源被利用,血中酮体浓度很低,一般不超过1.0mg／dL,尿中也测不到酮体。当体内胰岛素不足或者体内缺乏糖分,如饥饿、禁食、严重的妊娠反应情况下,脂肪分解过多时,酮体浓度增高,一部分酮体可通过尿液排出体外,形成酮尿。当肝内酮体生成的量超过肝外组织的利用能力,血酮体浓度就会过高,导致酮血症和酮尿症。酮体中的乙酰乙酸和β-羟丁酸都是酸性物质,在血液中积蓄过多时,消耗体内储备碱,引起代偿性酸中毒,称为酮症酸中毒(ketoacidosis)。

病理生理

一、酸中毒

　　β-羟丁酸、乙酰乙酸以及蛋白质分解产生的有机酸增加,循环衰竭、肾脏排出酸性代谢产物减少导致酸中毒。酸中毒可使胰岛素敏感性降低;组织分解增加,钾从细胞内逸出;抑制组织氧利用和能量代谢。严重酸中毒使微循环功能恶化,降低心肌收缩力,导致低体温和低血压。当血pH降至7.2以下时,刺激呼吸中枢引起呼吸加深加快;低至7.1～7.0时,可抑制呼吸中枢和中枢神经功能,诱发心律失常。

二、严重失水

严重高血糖、高血酮和各种酸性代谢产物引起渗透压性利尿,大量酮体从肺排出又带走大量水分,厌食、恶心、呕吐使水分入量减少,从而引起细胞外失水;血浆渗透压增加,水从细胞内向细胞外转移引起细胞内失水。

三、电解质平衡紊乱

渗透性利尿同时使钠、钾、氯、磷酸根等大量丢失,厌食、恶心、呕吐使电解质摄入减少,引起电解质代谢紊乱。胰岛素作用不足,物质分解增加、合成减少,钾离子(K^+)从细胞内逸出导致细胞内失钾。由于血液浓缩、肾功能减退时钾滞留以及钾从细胞内转移到细胞外,因此血钾浓度可正常甚或增高,掩盖体内严重缺钾。随着治疗过程中补充血容量(稀释作用),尿量增加,钾排出增加,以及纠正酸中毒及应用胰岛素使钾转入细胞内,可发生严重低血钾,诱发心律失常,甚至心脏骤停。

四、携带氧系统失常

红细胞向组织供氧的能力与血红蛋白和氧的亲和力有关,可由血氧离解曲线来反映。DKA时红细胞糖化血红蛋白(GHb)增加以及2,3二磷酸甘油酸(2,3-DPG)减少,使血红蛋白与氧亲和力增高,血氧离解曲线左移。酸中毒时,血氧离解曲线右移,释放氧增加(Bohr效应),起代偿作用。若纠正酸中毒过快,失去这一代偿作用,而血GHb仍高,2,3-DPG仍低,可使组织缺氧加重,引起脏器功能紊乱,尤以脑缺氧加重、导致脑水肿最为重要。

五、周围循环衰竭和肾功能障碍

严重失水,血容量减少和微循环障碍未能及时纠正,可导致低血容量性休克。肾灌注量减少引起少尿或无尿,严重者发生急性肾衰竭。

六、中枢神经功能障碍

严重酸中毒、失水、缺氧、体循环及微循环障碍可导致脑细胞失水或水肿、中枢神经功能障碍。此外,治疗不当,如纠正酸中毒时给予碳酸氢钠不当导致反常性脑脊液酸中毒加重,血糖下降过快或输液过多过快、渗透压不平衡,可引起继发性脑水肿并加重中枢神经功能障碍。

病　因

一、糖尿病酮症酸中毒

诱发糖尿病酮症酸中毒的主要原因主要为感染、饮食或治疗不当及各种应激因素。

二、饥饿性酮症

正常人和糖尿病患者严重饥饿时,体内能量供应主要依靠脂肪分解,而脂肪分解过多即可造成酮体的堆积,引起酮症发生。

三、酒精性酮症

大量饮酒后,可抑制糖异生,酮体生成加速,导致酮症。

临床表现

一、糖尿病症状加重

多饮多尿、体力及体重下降的症状加重。

二、胃肠道症状

包括食欲下降、恶心呕吐。

三、呼吸改变

部分患者呼吸中可有类似烂苹果气味的酮臭味。

四、脱水与休克症状

中、重度酮症酸中毒患者常有脱水症状,脱水达5%者可有脱水表现,如尿量减少、皮肤干燥、眼球下陷等。脱水超过体重15%时则可有循环衰竭,症状包括心率加快、脉搏细弱、血压及体温下降等,严重者可危及生命。

五、神志改变

神志改变的临床表现个体差异较大,早期有头痛、头晕、委靡继而烦躁、嗜睡、昏迷,造成昏迷的原因包括乙酰乙酸过多,脑缺氧,脱水,血浆渗透压升高,循环衰竭。

检　查

一、实验室检查

血糖升高,多在 $16.7 \sim 33.3$ mmol／L,有时可达 $33.3 \sim 55.5$ mmol／L。

尿酮体强阳性,当合并肾功障碍时,酮体不能由尿排出,故虽发生酮症酸中毒,但尿酮体阴性或仅微量。

血酮体升高,血酮>3mmol／L有诊断意义。

血电解质及尿素氮(BUN):钠、氯常低由于血液浓缩,亦可正常或升高;血钾可正常,偏低也可偏高。但总体钾、钠、氯均减少 BUN 多升高,这是血容量下降、肾灌注不足、蛋白分解增加所致,BUN持续不降者,预后不佳。

血酸碱度:血二氧化碳结合力及pH值下降,剩余碱水平下降,阴离子间隙明显升高。

二、其他

(1)血常规粒细胞及中性粒细胞水平可增高,反应血液浓缩、感染或肾上腺皮质功能增强。

(2)尿常规可有泌尿系感染表现。

(3)血脂可升高,重者血清可呈乳糜状。

(4)胸透有利于寻找诱发或继发疾病。

(5)心电图有利于寻找诱因(如心肌梗死),可帮助了解血钾水平。

诊 断

根据糖尿病酮症酸中毒的临床表现和实验室检查所见,不难及时做出正确诊断。临床上对于不明原因的恶心、呕吐、酸中毒、失水、休克、昏迷的患者,均应想到本病的可能,如血糖 > 11mmol／L半酮尿或酮血症,血 pH < 7.3 或血碳酸氢根 < 15mmol／L 可诊断。

DKS诊断明确后,需判断酸中毒严重程度,pH < 7.3 或碳酸氢根 < 15mmol／L 为轻度,pH < 7.2 或碳酸氢根 < 10mmol／L 为中度,pH < 7.1 或碳酸氢根 < 5mmol／L 为重度。

鉴别诊断

其他类型糖尿病昏迷:低血糖昏迷,高渗昏迷等。
其他疾病所致昏迷:脑血管意外等。

治 疗

强调预防为主:良好控制糖尿病,预防感染和其他诱因。如糖尿病酮症酸中毒一经确诊,应立即进行治疗。治疗目的在于纠正水和电解质失衡,纠正酸中毒,补充胰岛素促进葡萄糖利用,并寻找和去除诱发酮症酸中毒的应激因素。

一、一般处理

监测血糖、血酮、尿酮、电解质和动脉血气分析。

二、补液

尽快补液对重症酮症酸中毒患者十分重要,不仅有利于失水的纠正,而且有助于血糖的下降和酮体的消除。补液量应根据患者的失水程度因人而异,遵循"先快后慢,先盐后糖"原则。开始1~2h内快速输注1000~2000mL生理盐水,前4h输注失水量1/3液体,老年患者及心肾功能疾病患者必要时根据中心静脉压指导输液量。当血糖降至13.9mmol/L时可以开始输入5%葡萄糖液,增加热量有利于酮体纠正,按照每2~4g葡萄糖中加入1U短效胰岛素。鼓励患者饮水。

三、补充胰岛素

小剂量胰岛素疗法即可对酮体生成产生最大抑制,而又不至引起低血糖及低血钾,每1h每千克体重0.1U胰岛素,血糖下降速度为每1h约3.9~6.1mmol/L为宜,每1h复查血糖。

四、纠正电解紊乱

DKA患者有不同程度失钾,补钾根据血钾及尿量,治疗过程中应密切监测血钾变化,心电图监护可从T波变化中灵敏反映血钾高低,有利于及时调整补钾的浓度和速度。

五、纠正酸碱平衡失调

糖尿病酮症酸中毒的生化基础是酮体中酸性代谢产物生成过多,治疗应主要采用输液及使用胰岛素抑制酮体生成,促进酮体的氧化,酮体氧化后产生HCO_3^-,酸中毒自行纠正。补碱指征为血$pH<7.1$,$HCO_3^-<5$,给予等渗碳酸氢钠溶液,给予1~2次即可。

六、治疗诱因

对酮症酸中毒患者的治疗除积极纠正代谢紊乱外,还必须积极寻找诱发因素并予以相应治疗,例如严重感染、心肌梗死、外科疾病、胃肠疾患等。其中,感染是最常见的诱因,应及早使用敏感抗生素。

1.妊娠期酮症及酮症酸中毒的处理:因饥饿导致的糖尿病酮症,主要保证每天摄取足够的热卡,需达到8790kJ(2100kcal),热量满足机体需求后糖尿病酮症会自然缓解。因胰岛素剂量不够导致的代谢性糖尿病酮症多合并有血糖偏高,主要通过合理调整胰岛素用量即可缓解。糖尿病酮症酸中毒时按普通人群糖尿病酮症酸中毒的处理原则执行。

2.老年糖尿病酮症处理原则:

(1)与成人大致相同,纠正脱水依然是抢救的重要措施。

(2)由于老年人普遍存在多器官功能的下降,纠正脱水首选等渗液或胃肠道补液,需密切观察病情随时调整补液量。

(3)密切关注血糖下降速度,以免血糖速度下降过快引起低血糖、脑水肿甚至脑疝,危及生命。

(4)调节电解质水平,防止血钾波动过大。血钾的过低或过高可诱使老年患者发生各种心律失常、心脏事件及心源性猝死风险。

(5)老年患者出现糖尿病酮症往往合并感染,容易合并或者并发其他多种脏器疾病,治疗过程中全面关注多器官功能的保护,防止重要脏器功能的衰竭。

第25章 高渗性非酮症高血糖性昏迷

概　述

高渗性非酮症高血糖性昏迷(hyperosmolar non-ketotic hyperglycemic coma,HNKHC)是糖尿病的严重急性并发症之一,最早于1886年描述,但直到1957年Sament和schwartz报告后才有大量系列病例报告见诸于医学文献。国内于1973年由中科院首都医院内分泌组报告了三例。

本病的临床特征为:

(1)约2／3发病前有轻度糖尿病病史。

(2)多见于老年人。

(3)血糖大于33mmol／L(600mg／dL)。

(4)血渗透压≥350mOsm／L。

(5)血尿素氮升高。

(6)无酮症酸中毒。

(7)死亡率高,临床上比DM酮症酸中毒少见。

本症死亡率高,预后严重。早期死亡率高达40%～70%,近年来,由于对本症的高度警惕和给予足够重视,死亡率已显著降低,但仍在15%～20%。

病因与诱因

本综合征的基本病因为胰岛素相对或绝对缺乏,因为本综合征可发生于1型和T2DM,但以T2DM多见。

常见的诱因如下:

一、应激

各种应激均可使儿茶酚胺和糖皮质激素分泌增多,肾上腺素可增加肝糖原分解,肝释放葡萄糖增多,同时还抑制胰岛素释放,使血浆胰岛素水平降低。糖皮质激素不仅促进糖原异生,而且有拮抗胰岛素作用,从而使胰岛素作用减弱。常见的应激有感染、外伤、手术、脑血管意外、心肌梗死、中暑、消化道出血、烧伤和胰腺炎等。在前述应激中,以感染最为常见。

二、水摄入不足

正常人当血浆渗透压升高时,则可刺激位于第三脑室前壁中的终板血管器而引起口渴和饮水。此受体靠近、但在解剖上不同于调节抗利尿激素的渗透压受体。正常口渴的阈值大概为 $290\sim295mOsm/kgH_2O$,超过此阈值,口渴感直线增加。低血容量、低血压和血管紧张素Ⅱ也刺激口渴中枢而引起口渴,前两种情况在本病中是常见的。血渗透压升高除刺激口渴中枢外同时刺激抗利尿激素(ADH)的释放,其刺激的渗透压阈值比刺激口渴的渗透压低些,平均为 $280\sim285mOsm/kgH_2O$。本病多见于老年人,老年人口渴感和ADH释放的渗透压调节阈值上调,当血浆渗透压已超过正常阈值而无口渴感和ADH释放,从而导致水摄入不足和肾小管重吸收水不增加,使血渗透压升高。其他使摄水减少的原因还有:生活不能自理,神志不清等。

三、水丢失增加

感染发热、烧伤、呕吐、腹泻、脱水治疗和用山梨醇作透析治疗等,均可导致失水。如果失水多于失钠,则可引起血渗透压升高。

四、糖负荷

大量摄入碳水化合物、静脉推注高浓度(50%)的葡萄糖液、用含高浓度的葡萄糖液作透析治疗可引起血糖升高,在胰岛素相对不足的情况下可导致本综合征的发生。

五、药物

凡能抑制胰岛素释放和使血糖升高的药物均可诱发本综合征的发生。前者如苯妥英钠、氯丙嗪、氯苯甲噻二嗪(diazoxide)、硫唑嘌呤和奥曲肽(octriotide)等;后者如氢氯噻嗪(双氢克尿塞)、呋塞米(速尿)、普萘洛尔(心得安)、钙通道阻滞药和肾上腺素等,使血糖升高的药物诱发本病发生的前提是必须有胰岛素缺乏。

病理与发病机制

本病发生的主要前提为胰岛素缺乏,加上前述诱因而导致本综合征的发生,其主要病理生理改变是:除胰岛素缺乏外,还有失水、高血糖、肾功能损害及血渗透压增高所致的脑细胞功能障碍。由于胰岛素缺乏,一些诱因使胰岛素缺乏加重,从而使血糖升高。高血糖引起渗透性利尿而导致失水、失钠和失钾。由于渴感减退和ADH释放减少,使失水更为加重。失水不仅使血液浓缩,而且使肾脏血浆流量减少,加上高血糖渗透性利尿常为失水大于电解质的丢失,从而导致血糖和血钠从尿中排泄减少,血糖进一步增高,同时引起血钠增高,两者使血渗透压进一步升高,由此而引起恶性循环,导致本综合征的发生。

本综合征的肾功能减退可以是在综合征发病之前即已存在,发病后加重;也可以是在发病之后才发生。如属前者,则肾功能减退为肾性加肾前性;如为后者,则属肾前性(血尿素氮:肌酐>30∶1)。神经精神功能障碍与血浆渗透压升高导致脑细胞内失水有关,而与高血糖和可能存在的酸中毒无明显关系。中枢神经细胞功能障碍的发生是渐进性的,随着血浆渗透压的逐渐升高,患者神智改变也日益加重。中枢神经细胞的功能损害是可逆性的。HNKHC纠正后一般不留有后遗症。

临床表现

本综合征发病无性别差异,大多数为60岁以上的老年人。约2/3患者过去有DM病史,均属2型,且多为轻度;1/3无DM史。

起病缓慢,从开始发病到出现意识障碍一般为1~2周,但也有急性起病者,在此期间,患者有多饮、多尿和口渴加重;但也可只有多尿而无口渴和多饮者。体格检查有失水体征,表现为体重减轻、眼球凹陷、皮肤干燥、弹性差,血压偏低和脉细速。随着病情加重,最后可发展为休克和急性肾功能衰竭。与其他原因引起的休克不同的是患者由于严重失水而无出冷汗。

本病除神志模糊和昏迷外,与DM酮症酸中毒临床表现不同的是中枢神经系统损害症状特别突出,且与血浆渗透压升高的程度有关。轻度可无神经系统症状和体征,当血浆渗透压超过350mOsm／kgH$_2$O时,一般即可出现后述神经系统症状和体征,包括:局限性抽搐、癫痫大发作、幻觉、反射亢进或减退、失语、偏瘫、偏盲、上肢扑颤、四肢瘫痪和巴宾斯基征阳性等。经治疗后前述神经系统症状可完全消失。

由于失水,血液浓缩,高血糖使血液黏滞度增高,加上血流缓慢,如未得到及时与合理治疗,患者易并发血管栓塞,为致死原因之一,除本病引起的上述临床表现外,还有诱发本综合征发生的疾病的临床表现。

实验室检查

一、尿检查

尿糖强阳性,尿比重增高和尿渗透压升高(尿糖约占尿渗透压的50%)。尿酮体阴性,可有蛋白尿和管型,与肾小管功能受损有关。

二、血液生化检查

1.血糖:以显著高血糖、高尿糖为主要特点。血糖多超过33mmol／L。

2.血电解质:一般情况下,血钠正常或升高,也可降低;血钾正常或降低,可升高;总体钠和钾均为减少。

3.血尿素氮和肌酐:常显著升高,其程度反映严重脱水和肾功能不全。尿素氮可达21～36mmol／L,肌酐可达163～600mmol／L,BUN／Cr比值可达30:1以上(正常人多在10:1～20:1)。BUN与Cr进行性升高的患者预后不佳。

4.血浆渗透压:血浆渗透压显著升高,是重要特征和诊断依据。血浆渗透压可直接测定,也可用公式计算:血浆渗透压(mmol／L)=2([Na$^+$]+[K$^+$])+血糖(mmol／L)+BUN(mmol／L)。正常人血浆渗透压为280～300mmol／L,如超过350mmol／L则可诊为高渗。

5.其他辅助检查:根据病情选作尿培养、胸部X线片和心电图等。

诊断与鉴别诊断

一、早期诊断线索

在临床上,遇有下列情况时要想到HNKHC可能:

1.多饮、口渴、多尿等较前明显加重。

2.有恶心呕吐、神志、食欲改变等情况。

3.患者神志改变。

4.体重减轻、眼球凹陷、皮肤干燥。

5.皮肤弹性差,尤其是伴血压偏低和脉细速时。

6.失水,血液浓缩。

7.尿糖强阳性,尿比重增高。

8.血糖显著增高,常在33mmol／L(600mg／dL)以上。

二、实验室检查

主要包括尿糖与尿酮体定性、血糖与血酮体定量、二氧化碳结合力、尿素氮及肌酐、血钠、血钾，并根据血钠、钾、血糖和尿素氮计算血浆渗透压。

三、诊断根据

凡中、老人有神志不清者，均应考虑本综合征的可能。本综合征的诊断根据为：

1. 中、老年人，病前有或无DM史。

2. 血浆糖在33mmol/L（600mg/dL）以上。

3. 血浆渗透压≥350mOsm/kgH$_2$O。

4. 无或只有轻度酮症。

血糖有低于600mg/dL者，但有血钠增高，仍符合高渗状态。因此，上述诊断标准中并非缺一不可或固定不变，对具体病人应综合分析。

四、鉴别诊断

在老年人DM中，引起昏迷的常见疾病有低血糖昏迷、DM酮症酸中毒昏迷、脑血管意外和乳酸酸中毒，在鉴别诊断中都应与本综合征鉴别。

1. 低血糖昏迷：老年人因口服降糖药，特别是优降糖，易发生低血糖昏迷。其特征为：

（1）发病突然，从发病到昏迷之间的时间短。

（2）血糖低，尿糖阴性。

（3）血渗透压正常，故很易鉴别。

2. DM酮症酸中毒本病常伴有轻度酮症，有的病人可合并严重酮症酸中毒，两病同时存在。当本综合征病人只有轻度酮症时，应与DM酮症酸中毒鉴别。两者鉴别见表25-1。

表25-1　高渗性非酮症高血糖昏迷与DM酮症酸中毒的鉴别

	高渗性非酮症高血糖昏迷	DM酮症酸中毒
呼吸酮味	无	有
尿酮体	（-）或（+）	++～+++
神经症状和体	常有	除昏迷外，无神经中枢系统受损症状和体征
血糖	>33mmol/L	<33mmol/L
血浆渗透压	>350mOsm/kgH$_2$O	<350mOsm/kgH$_2$O
血尿素氮	常>33mmol/L（80mg%）	不高，或只轻度升高 11.6mmol/L（28.1mg/dL）
血钠	变化较大	增高比降低多见，严重
代谢性酸中毒	无或轻度	

3.脑血管意外:老年人发生脑血管意外,因应激可有血糖升高,且可诱发本综合征的发生。如非后者,两病应予鉴别。鉴别诊断要点可根据:

(1)脑血管意外突然发病,且很快进入昏迷状态。

(2)血糖虽可有升高,但低于33mmol/L。

(3)因脑溢血引起者发病时血压明显增高;脑血栓形成者血压可正常,与本综合征常为低血压不同。

(4)血渗透压正常。

(5)腰椎穿刺测颅内压升高,本病患者降低;脑溢血者脑脊液为血性,本病患者正常。

4.乳酸酸中毒:本综合征可有血乳酸增加,丙酮酸与乳酸比值可大于10。即使有,一般也只中度升高,多在正常范围内或稍升高达20mg/dL(2.5mEq/L,正常值为1.2~1.6mEq/L),很少达到自发性乳酸酸中毒水平(>7mEq/L,或49mg/dl),根据乳酸酸中毒常有显著缺氧,周围循环衰竭或服用降糖灵病史,血糖、血渗透压正常和阴离子隙明显增大不难与本综合征鉴别。

治 疗

治疗总则包括搜寻并除去诱因;密切观察病情变化,及时并因人而异施行有效的治疗;治疗关键是纠正严重脱水,恢复血容量,纠正高渗状态及其相关病理生理变化;治疗方法包括补液、使用胰岛素、纠正电解质紊乱及酸中毒等。本病可以预防,应于强调防止各种诱发因素。如已发生者应积极抢救,措施如下:

一、补液

本综合征威胁患者生命的病变是高渗透状态引起脑细胞脱水,单纯补液即可使血糖平均每1h下降1.1mmol/L,因此补液在本综合征的治疗中至关重要。补液不仅可使血糖下降,而且使血渗透压下降,减轻脑细胞内脱水。本综合征失水比DM酮症酸中毒更为严重。严重患者体内失水量可达体液的25%,据此,根据患者体内水占体重的60%,可估计患者的失水量约为:病前体重(kg)×0.6×0.25×1000=失水毫升量。假设病人病前体重为50kg,则失水量约为7000mL。补液总量应根据病人失水的严重程度不同而决定。

补液速度应先快后慢,快的前提是无心脏疾病。一般在头2h可每1h补1000mL,以后视病情变化而定,可每4~6h补1000mL,失水应在24~48h内纠正。

补液种类首选生理盐水,其渗透压为308mOsm/kgH₂O,相对患者血渗透压而言是低渗溶液,故可降低渗透压。如果血钠高于150mmol/L以上,血压正常者可输半渗量盐水(0.45%)，待血浆渗透压降至330mOsm／kgH$_2$O时，再改输生理盐水；但如果血压低或有休克，则仍以输生理盐水为首选，或输血浆。在补充生理盐水过程中应密切监测血清钠和钾的变化，严防高钠和低钾血症的发生。补液途径为静脉输注和口服。昏迷者主要采取静脉途径；神志清醒者则采取静脉途径与口服相结合，口服可以减少输液量及速度，特别对合并有心脏病患者有利。

二、胰岛素

HNKHC的血渗透压升高主要是血糖升高所致。用胰岛素治疗可使血糖降低，故血渗透压也降低。现主张采用小剂量胰岛素治疗方法，即经静脉每1h滴入普通胰岛素5U(4～12U)，加入灭菌生理盐水中。对病情严重者有人主张静脉滴注胰岛素之前，静脉推注20U剂量的胰岛素。也可采用肌肉注射，首次剂量为20U，以后每2h注射4～6U。静脉滴注胰岛素比肌注胰岛素的优点为：①血浆胰岛素水平更为平稳；②消除每次肌肉注射胰岛素剂量选择时的犹豫；③消除肌注时胰岛素吸收的变异；④减少低血糖发生危险。在静脉滴注胰岛素时最好采用滴注泵以控制滴速。当血糖降至14mmol／L(250mg／dL)，则将生理盐水换为5%葡萄糖液，同时将胰岛素剂量减为每1h 2～3U。应当注意的是血糖不宜下降过快，以每1h下降不超过5.6mmol／L为宜。血糖下降过快会导致脑细胞内液与细胞外液渗透压不平衡而引起脑水肿，因为脑细胞中糖下降慢。判断补液和胰岛素用量是否足够的指标为：①血糖低于14mmol／L(250mg／dL)；②尿量至少为50mL／h；③血浆渗透压低于320mOsm／kgH$_2$O。如果治疗后头4h内每1h血糖下降少于2mmol／L(36mg／dL)，则应将胰岛素剂量增加1倍；相反，如果在头2h内血糖下降超过5.5mmol／L，则将胰岛素剂量减半。病人高渗状态已经解除，病人又能进食，则可停止静脉输液，胰岛素改为餐前皮下注射，或改为病前所用的口服降糖药。如果HNKHC纠正后，作OGTT试验证明无DM，则无须按DM治疗。

三、补钾

HNKHC体内丢钾是相当多的，可达5～10mmol／L，或400～1000mmol，因为高血糖引起渗透性利尿，有些病人还有酸中毒，因细胞内钾移向细胞外，病人治疗前血钾往往正常，在输注生理盐水的过程中可出现低钾血症。因此，只要病人没有血钾增高，尿量充足，在开始治疗时即应补钾，可在1000mL生理盐水中加入10%氯化钾溶液30mL；如果病人可口服，也可口服氯化钾或10%枸橼酸钾溶液，前者每天补4～6g，后者40～60mL。后者对胃肠道刺激少，易被病人接受。在静脉补钾过程中应监测血钾或心电图，如病人有肾功能不全，监测更为必要。

四、纠正酸中毒

HNKHC病人可合并酮症酸中毒，这种病人应按酮症酸中毒治疗原则进行纠酸。本综合征病人可因酮体和乳酸产生稍增多，也可有轻度酸中毒，这种病人不必补碱，随着失水的纠正和胰岛素的应用可自行恢复。不适当补碱，可加重钾的丢失,除非二氧化碳结合力水平降低到11mmol／L,可补以5%碳酸氢钠溶液200～400mL。

五、其他治疗

包括去除诱因、输氧,无呕吐者可插入胃管以补充流汁和水。尿少者可静注呋塞米,特别是有高钠血症者。对昏迷者应加强护理,插留置导尿管以观察尿量变化,并选用适当抗生素以预防感染。密切观察病情变化。快速血糖仪为观察血糖变化提供了方便,开始治疗的头4h可每1h测血糖一次,以后可改为2～4h检测一次。如有渗透压计,可每4h测血浆渗透压一次,否则每天应抽血查血清钠、钾、血糖两次,以便计算血浆渗透压。完善各项护理记录,包括体温、尿量等。HNKHC有发生血栓形成的危险因素存在,但是否常规应用肝素抗凝治疗,尚有不同意见.

预 后

本病的预后不佳,死亡率高。文献中各家报告的死亡率相差悬殊,但总的来看,死亡率较早期有明显下降,死亡率相差悬殊的原因与各作者所遇病人的病情轻重、诊断和治疗是否及时及病前患者身体状态和其他疾病有关。一般认为大多数HNKHC患者不是死于高渗状态,而是死于并发病,如慢性肾功能不全,感染或败血症、消化道出血、脑水肿、休克、动脉栓塞、静脉栓塞和心律失常等。

第26章　胰岛素瘤

概　述

胰岛素瘤又称胰岛β细胞瘤,是一种以分泌大量胰岛素而引起发作性低血糖症候群为特征的疾病,为器质性低血糖症中较常见的病因。其中约90%以上是腺瘤,其次为腺癌。绝大多数位于胰腺内、极少数位于十二指肠、肝门及胰腺附近。

本病多见于成人发病,儿童少见,男女无明显差别。腺瘤一般较小,直径在0.5～5.0cm之间,最大者可达15cm。约4%的胰岛素瘤与其他内分泌腺瘤如肾上腺瘤、甲状旁腺瘤、垂体瘤同时存在,与甲状旁腺瘤和垂体瘤组成Ⅰ型多发性内分泌腺瘤病。

早期手术切除肿瘤可治愈,但对未及时明确诊断,反复发作,终因病情加重,在数天或数年后死亡。

病理生理

在全身组织细胞中,脑,肾细胞,小肠黏膜上皮细胞等的能量来源于葡萄糖,脑组织中葡萄糖氧化供能几乎是唯一的能量来源,脑组织对脂肪和蛋白质的利用远远不及其他组织,脑细胞结构的形成,氧化磷酸化过程中ATP和乙酰胆碱的形成,脑脊液的产生均需氧化糖产生能量,因此脑组织中呼吸商介于0.98～0.99,接近1。

另一方面,脑组织中糖原储存极少,其总量仅为1g。正常情况脑组织需糖每

1min为60g,所以一旦血糖降低,到达脑细胞的糖减少,细胞代谢停滞,造成缺氧状态。在发育上越是进化部分对低血糖越敏感,对低血糖的敏感性依次为皮质＞间脑＞延髓上部＞丘脑下部。低血糖的早期对脑细胞的损害是暂时的、可逆性的。如反复发作持续时间延长可致脑细胞严重损伤,发生不可逆的病理变化。在持续低血糖状态下,大脑皮质基底细胞节退行性变和坏死,同时胶质细胞尚可发生细胞核中的染色质溶解,细胞萎缩,中枢小血管壁内皮细胞增生,肿胀致局部组织有缺血现象,从而产生一系列神经、精神症状。

低血糖一旦发生,机体要维持血糖水平,代偿性地首先加速肾上腺素分泌,使磷酸化酶活力增加,以便使糖原转化为葡萄糖。此时血中和尿中肾上腺素含量均可增加,因此在低血糖早期和昏迷清醒前出现心动过速、血压增高和出汗等交感肾上腺能神经兴奋的现象。

心脏负荷增加的机制:①低血糖时心肌细胞相对缺氧,营养供应差,又因患者烦躁不安,心输出量平均增加50%;②血中胰岛素过多,使血钾、氯、磷下降,而钠和钙上升,从而加重了心脏负荷;③肾上腺素增加使心跳加快;④患者因主动摄食可防止低血糖而多食,加之体力活动少,身体逐渐肥胖,增加了心脏负担。

故胰岛素瘤的主要代谢改变为低血糖,由于低血糖而形成中枢神经障碍乃致昏迷及交感–肾上腺能系统兴奋的临床征群。

临床表现

本病的临床表现主要由低血糖所致。起病多数缓慢,主要诱因为饥饿、劳累、精神刺激,有时与饮酒、月经来潮、发热等有关。多数于清晨早餐前或午后4～5点钟(晚餐前)发作,由轻渐重,由偶发到频发,逐渐加重加频,从一年仅一两次发作逐渐增加至一日数次发作。发作时间长短不一,最短仅3～5min,长者可达数日,甚至一周以上,10日以上者常伴发热等合并症或并发症。进食或注射葡萄糖后可中止发作。

由于中枢神经系统功能的维持主要依赖糖代谢提供能量,因此本病常以神经精神症状为主要表现。低血糖时一般大脑皮层先受累,如低血糖持续存在,则中脑、桥脑和延髓相继受影响。当中脑、桥脑和延髓受累时,常发生昏迷。症状出现常与血糖降低速度有关。血糖迅速降低时,常以交感神经兴奋为主要表现,发生心悸、乏力、饥饿、苍白、冷汗、手足震颤等,缓慢降低时,表现为思想不集中、思维和语言迟钝、不安、头晕、视力模糊、步态不稳,有时出现狂躁、感觉和行为异常,低血糖严重时可出现昏迷、瞳孔对光反射消失、癫痫样抽搐、偏瘫和出现各种病理反射。血糖长期降低时,则两类症状可先后出现。

久病者常有智力、记忆力和定向力障碍。为了防止发作，病人常长期多次进食，以致体重增加，甚至发生肥胖症，有的病人发作时可只表现精神失常、性格怪异，个别可呈现妄想狂与痴呆。癌肿病人的低血糖常更严重，多伴有肝肿大、消瘦、腹泻、腹块、腹痛等。

1. 临床突出表现为发作性空腹低血糖，多发生于清晨或黎明前或饭前饥饿时。低血糖发作的频率与持续时间有很大的个体性，决定于肿瘤分泌胰岛素量，及机体对低血糖的应激能力，是否自动增加进餐次数，或低血糖的倾向的即以自动进食而补偿等因素。低血糖发作的症状可以静脉注射或口服葡萄糖或进食而迅速缓解，轻者也可因交感神经兴奋代偿性血糖增高而自行恢复。

2. 低血糖致交感神经和肾上腺髓质兴奋，释放多量肾上腺素所引起的症状特征，出现心慌、心悸、烦躁、饥饿、口渴、软弱、手足颤抖、面色苍白、大汗淋漓、心率增加以及血压升高等。

3. 低血糖使脑细胞因葡萄糖供应不足伴氧供降低而发生脑功能障碍，出现精神、神经异常。受累部位可从大脑皮质开始，顺序波及间脑、中脑、脑桥和延髓。初始精神不集中，思维和语言迟钝，头晕、嗜睡、视物不清，步态不稳；继之可有幻觉、躁动、易怒、行为怪异等精神失常表现；病情进一步发展，皮质下依次受累时，病人神志不清、肌肉震颤及运动障碍，甚至发生癫痫样抽搐或瘫痪，并出现病理性神经反射，最后昏迷、体温下降，肌张力低下，瞳孔对光反射消失，可危及生命。

4. 肥胖：由于低血糖，患者自动累积经验进食可以缓解乃至防止发作，故患者一般均有体重增加，致肥胖。

5. 精神神经系统损害：长期而严重的低血糖反应可致中枢神经系统发生器质性改变，逐渐出现持续的性格异常，记忆力及性格均有减退，精神失常，妄想乃致痴呆等精神障碍。

诊断要点

一、空腹及发作时低血糖

低血糖的典型表现为 Whipple 三联症：

1. 空腹和运动可诱发低血糖的发生。
2. 发作时血糖低于 2.8mmol／L（50mg／dL）。
3. 供糖后低血糖反应很快减轻或消失。

二、胰岛素和C肽不适当分泌过多

正常人空腹胰岛素在 5~25μU／mL，胰岛素瘤患者超过正常。一般采用胰岛素释放指数作为诊断指标。

1.胰岛素释放指数=[血浆胰岛素(μU／mL)]／[血浆葡萄糖(mg／dL)],正常人<0.3,胰岛素瘤患者>0.4,可在1.0以上。

2.胰岛素释放修正指数=[血浆胰岛素(μU／mL)×100]／[血浆葡萄糖-30(mg／dL)],正常人<50μU／mg,>85μU／mg提示本病。

3.C肽测定与血糖、胰岛素测定同步进行。

三、饥饿试验(禁食试验)

仅当临床症状不典型,空腹血糖>2.8mmol／L者做饥饿试验。病人晚餐后禁食,次日晨8时测血糖。如无明显低血糖,则持续禁食,每4h测一次血糖、胰岛素、C肽,直至48h。如低血糖发作严重时,当血糖≤2.5mmol／L应即刻终止试验,并静脉注射50%葡萄糖60~80mL。胰岛素瘤患者95%可在48h内诱发出低血糖,如禁食48h仍无发作,基本除外本病。此试验应在医生监护下进行,一旦出现低血糖症状应立即取血分别测血糖和胰岛素,同时给患者进食或注射葡萄糖并终止试验。

四、刺激试验

1.葡萄糖刺激胰岛素释放试验(行4hOGTT,同时测定血糖和胰岛素),如胰岛素高峰超过15μU／mL为阳性。

2.甲磺丁脲(D860)刺激试验,胰高糖素试验,可刺激胰岛素大量分泌而诱发低血糖,对病人比较危险,应严格掌握适应证,并在医生监护下进行。

五、影像定位检查

1.B超检查:因多数肿瘤体积小,定位不到50%,在手术探查时可采用术中超声检查有助进一步诊断。

2.CT、MRI检查:相对诊断率较高,是目前胰岛素瘤手术前定位最常用的方法之一。对于直径大于2cm的胰岛素瘤,CT的检出率可达60%以上,对于直径小于2cm的肿瘤,敏感性只有7%~25%;敏感性的高低与机型和检查方法有关。用CT检查胰岛素瘤时必须增强扫描。MRI对胰岛素瘤的定位能力不如CT,其敏感性为20%~50%;对肝转移的检出率也不及CT,故一般不用MRI做术前定位检查。但大部分肿瘤的瘤体较小(直径5.5~10mm),可采用选择性腹腔动脉血管造影来进行术前定位。有条件可经皮肝穿刺插管做胰腺分段取血,测定胰岛素和C肽等。

诊　断

一、早期诊断线索

在临床上,遇有下列情况时要想到胰岛素瘤的可能:

1.原因不明的意识紊乱。

2.贪婪的食欲或不能解释的体重迅速增加。

3.发作时抽搐或暂时性神经系统功能紊乱。

4.急性酒精中毒样发作,但又没有饮过酒。

5.频繁发作的癫痫,而且多数发作在清晨或空腹以及体力活动时。

二、诊断要点

胰岛素瘤的临床诊断需根据以下几点:

1.有多次肯定的低血糖发作史,多在晨4～8时之间。

2.空腹或症状发作时血糖<2.8mmol／L。

3.给糖能使症状迅速缓解。

4.以往健康,无营养不良或消耗性疾病者。

胰岛素瘤的肯定诊断,需根据血糖及血浆胰岛素浓度的测定,具有与血糖降低不相适应的高胰岛素血症的特征时可作肯定诊断,必要时辅以抑制试验、促发试验。

鉴别诊断

值得注意的是胰岛素瘤误诊最多的是癫痫,故对诊断癫痫的病例中必需警惕胰岛素瘤的可能性,必要时应作血糖测定及静注葡萄糖诊断性治疗。

一、功能性低血糖症

功能性低血糖症也称神经源性低血糖症,主要见于一些自主神经功能不稳定或焦虑状态者,是低血糖状态的常见类型。高糖饮食更容易引起低血糖的发作,每次发作历时15～20min或更久。随后能自行恢复,这类功能性低血糖一般病史长、症状轻,很少有知觉丧失,血糖很少低于2.2mmol／L,此外血糖值与症状往往很不一致,有时血糖值低但无症状。

胃大部切除术或胃空肠吻合术后,部分患者由于进食糖类迅速吸收、反应性胰岛素分泌过多,而于进食后1～2h出现低血糖。

二、可增高血糖的激素分泌不足

1.甲状腺功能减退,由于甲状腺素分泌减少,致糖在肠道内吸收缓慢,糖原分解也减弱,且肾上腺皮质功能也可稍见低下,空腹血糖可低至3.3mmol／L,但低血糖状态不严重。本病主要以全身乏力、怕冷、皮肤黄而干燥、水肿、毛发脱落、反应迟钝、便秘,女性病人月经周期紊乱、贫血等为主要表现,即各种甲状腺功能低下的表现。

2.慢性肾上腺皮质功能减退,约半数可出现低血糖症状,多发生于空腹、早晨或食前,有时在餐后1~2h发生反应性低血糖。由于病人对胰岛素敏感,血糖易于下降,同时血糖值3.3mmol／L左右即可发生显著的症状。但本病有特殊色素沉着,以及乏力、体重下降和低血压。

3.脑垂体前叶功能减退,部分病例可以有阵发性低血糖,是继发性肾上腺皮质功能减退和甲状腺功能减退,生长激素降低所致。临床特点为肾上腺皮质功能减退及性腺功能减退表现。

三、低血糖伴有高胰岛素血症须除外

1.糖尿病早期:部分糖尿病早期病人可间歇出现血糖增高及糖尿,而在食后3~5h常有轻度自发性低血糖的临床表现,是由于B细胞对葡萄糖刺激的胰岛素分泌惰性延迟反应,而致进食后胰岛素大量分泌时,肠腔中糖吸收完全,但本病可行糖耐量试验以鉴别。

2.胰岛以外的巨大肿瘤或恶性肿瘤:一般系指胸腹腔内巨大肿瘤,其低血糖原因为肿瘤产生胰岛素样物质,或巨大肿瘤消耗过多的葡萄糖所致低血糖,肿瘤以千克为单位计算,所以在临床注意寻找不难发现病灶,必要时可借助X线等特殊检查证实。

3.慢性肝病:肝脏调节血糖浓度功能不足,加之其对胰岛素灭活不足,而致空腹低血糖,血浆IRI正常或增高,但仅见于弥漫性肝细胞损害和严重肝功能不全时。此外餐后高血糖,对糖耐量降低,也是肝硬化的最基本代谢障碍,故鉴别并不困难。糖原沉积病时也可因糖原分解酶缺陷而致低血糖,多见于儿童,临床有肝脾显著肿大。

治疗方案及原则

一、低血糖发作时的治疗

1.轻者进食糖水或糖果,重者静脉注射50%葡萄糖液50~100mL,可立即缓解。

2.严重者除静脉注射50%葡萄糖液外,还需视情况继续给予5%～10%葡萄糖液静脉滴注,必要时可加用氢化可的松100mg滴注或胰高糖素1mg肌内注射,直至病人好转能进食。

二、手术治疗

对临床诊断为胰岛素瘤或高度怀疑为本病者,应进行手术探查,切除肿瘤为治疗的根本措施。术中必须仔细探查全部胰腺,若未能发现肿瘤,则应作活检,并检查有否异位肿瘤的可能。

三、药物治疗

应用于下列情况：解除低血糖症状；作为术前准备；已有转移而不能切除恶性胰岛素瘤者；拒绝手术治疗或手术有禁忌证的患者；手术未找到腺瘤或切除腺瘤不彻底，术后仍有症状者。

最多用的口服药为二氮嗪，为胰岛素分泌的抑制剂，能改善高胰岛素血症的症状。治疗剂量：成人每天所需剂量根据其个体反应性而定，范围为25～200mg，每日2～3次。儿童剂量为每天每千克体重12mg。维持期用量较开始治疗量逐渐减少。副作用为在大剂量时有恶心、呕吐、食欲不振、水钠潴留、白细胞下降、心律不齐，女性可有多毛症。

生长抑素是胰岛素分泌较强的抑制剂，善得定为长效生长抑素类似物8肽，已成为胰岛素瘤药物治疗的有效替代物，它同二氮嗪合用可起到协同治疗作用，

对高龄、体弱者不能手术的恶性胰岛细胞瘤病人，可采用链佐星素，此药可以减少低血糖症发作的频率，使肿瘤变小及病人存活时间延长。

四、放射治疗

根据患者的情况和医院条件，必要时酌情选择深部X线照射或其他放射性核素治疗。

第27章 高尿酸血症与痛风

概　述

高尿酸血症(hyperuricemia)国际上通行的定义为:正常嘌呤饮食状态下,非同日2次空腹血尿酸水平:男性>420μmol/L,女性>360μmol/L。痛风是由于嘌呤代谢紊乱和(或)尿酸排泄障碍所致的一组临床综合征,主要表现为反复发作性关节炎、痛风石形成和关节畸形,严重者可导致骨关节病变、关节活动障碍与畸形,累及肾脏可引起慢性间质性肾炎和尿酸性肾石病。

分型和分类

分型诊断:高尿酸血症患者低嘌呤饮食5天后,留取24h尿检测尿尿酸水平。根据血尿酸水平和尿尿酸排泄情况分为以下三型:

尿酸排泄不良型:尿酸排泄<0.48mg/kg·h,尿酸清除率<6.2mL/min。

尿酸生成过多型:尿酸排泄>0.51mg/kg·h,尿酸清除率≥6.2mL/min。

混合型:尿酸排泄>0.51mg/kg·h,尿酸清除率<6.2mL/min。

尿酸清除率(Cua)=尿尿酸×每分钟尿量/血尿酸

考虑到肾功能对尿酸排泄的影响,以肌酐清除率(Ccr)校正,根据Cua/Ccr比值对HUA分型如下:>10%为尿酸生成过多型,<5%为尿酸排泄不良型,5%~10%为混合型。

临床研究结果显示,90%的原发性高尿酸血症属于尿酸排泄不良型。

临床表现

痛风的自然病程以及临床表现可分为下列四期：

一、无症状高尿酸血症

符合前文提及诊断标准者即为高尿酸血症，但不少高尿酸血症可持续终生不发生症状，此时成为"无症状高尿酸血症"，只有在发生关节炎时才称为痛风，血清尿酸盐越高，发生痛风机会越大。

二、急性痛风性关节炎

原发性痛风的最常见首发症状，好发于下肢关节。典型的发作起病急骤，多数患者发病前无先兆，或伴有疲乏、全身不适、关节刺痛等。常于夜间突然发病，并可因疼痛惊醒。症状一般在数小时发展至高峰，受累关节及周围组织呈暗红色，明显肿胀，局部发热，疼痛剧烈，常伴有关节活动受限。可伴有体温升高、头痛症状。初次发病时大多数仅累及单个关节，其中以趾关节及第一跖趾关节最常见，偶可累及多个关节。依据症状发作的频率，其他易受累关节依次为足、踝、跟、膝、腕及肘关节。症状反复发作可累及多个关节。发作时间多在春季，常见诱因包括：关节损伤、着鞋过紧、长途步行及外科手术、饥饿、饱餐、饮酒、食物过敏、进食高嘌呤食物、过度疲劳、寒冷、受凉、感染等。

三、痛风发作间歇期

急性关节炎的发作多具有自限性。轻微发作一般经数小时及数日即可缓解，症状严重者可持续1~2周或更久。通常，急性关节炎发作缓解后，患者症状全部消失，关节活动完全恢复，此阶段称为间歇期，可持续数月至数年。多数患者1年内症状复发，多在天气转冷时发作，每年发作数次或数年发作一次。个别患者发病后可无明显间歇，少数患者可终身仅有一次单关节发作。关节炎症状长期存在，直至迁延为慢性关节炎。

四、痛风石及慢性关节炎

未经治疗或者不规则治疗患者，其急性关节炎反复发作逐渐进展为慢性关节炎期，此期关节炎发作越来越频繁，间歇期缩短，疼痛逐渐加剧，甚至在发作后不能完全缓解、受累关节逐渐增多。晚期可出现关节畸形、活动受限。持续高尿酸血症导致尿酸盐结晶析出并沉积在软骨、关节滑膜、肌腱及多处软组织处，形成痛风石，为本期特征性表现。痛风石一般位于皮下结缔组织，为无痛性的黄色赘生物，以耳廓及跖趾、指间、掌指、肘等关节常见，亦可见于鼻软骨、会厌、主动脉、心瓣膜、心肌等组织。浅表的痛风石表面皮肤发生破溃而排出白色粉末状尿酸盐结晶，溃疡常难以愈合。

辅助检查

其用于疑难病例确诊和病情观察。

一、血液检查

血尿酸升高是痛风患者重要的临床生化特点。但血尿酸水平与临床严重程度并不一定完全平行，甚至有少数处于关节炎急性发作期的患者其血尿酸浓度仍可正常。关节炎发作期可有外周血白细胞增多、血沉增快。尿酸性肾病影响肾小球滤过功能时，可引起血尿素氮和肌酐升高。

二、滑囊液检查

通过关节腔穿刺术抽取滑囊液，在偏振光显微镜下可见白细胞中有双折光的针形尿酸钠结晶，无论接受治疗与否，绝大多数间歇期患者进行关节滑囊液检查，仍可见尿酸钠结晶体。

三、痛风石活检

对表皮下的痛风结节可行组织活检，通过偏振光显微镜可发现其中有大量的尿酸盐结晶。

四、尿液检查

正常人经过5天嘌呤饮食限制后，24h尿尿酸排泄率一般不超过3.57mmol（600mg）。由于急性发作期尿酸盐与炎症的利尿作用，使患者的尿尿酸排泄增多，因而此项检查对诊断痛风意义不大。但24h尿尿酸排泄增多有助于痛风性肾病与慢性肾小球肾炎所致肾衰竭的鉴别。有尿酸性结石形成时，尿中可出现红细胞和尿酸盐结晶。尿酸盐结晶阻塞尿路引起急性肾衰竭时，24h尿尿酸与肌酐比值常 > 1.0。

五、特殊检查

早期急性关节炎仅表现为软组织肿胀，关节显影正常，随着病情进展，与痛风石邻近的骨质可出现不规则或分叶状缺损，边缘呈翘状突起；关节软骨缘破坏，关节面不规则。进入慢性关节炎期后可见关节间隙变窄，软骨下骨质有不规则或半圆形穿凿样缺损，边缘锐利，缺损边缘骨质可有增生反应。至晚期，关节可见附近的骨质被破坏，可形成囊性病灶，边缘呈穿凿样改变。

鉴别诊断

一、类风湿性关节炎

一般以青中年女性多见，好发于四肢小关节及腕、膝、踝、骶髂等关节，表现为游走性、对称性多关节炎,受累关节呈梭形肿胀,常伴有晨僵现象,反复发作可引起关节畸形。类风湿因子多为阳性,血尿酸不高。X线片可见关节面粗糙、关节间隙狭窄,晚期可有关节面融合,但骨质穿凿样改变无痛风严重。

二、化脓性关节炎与创伤性关节炎

创伤性关节炎一般都有关节外伤史,化脓性关节炎的关节滑囊液可培养出致病菌,两者的血尿酸均不高,关节滑囊液检查无尿酸盐结晶。

三、假性痛风

系关节软骨矿化所致,多见甲状腺激素进行性替代的老年人,一般女性较男性多见,最常受累的关节为膝关节,关节炎发作无明显季节性,关节滑囊液检查可见焦磷酸钙结晶或磷灰石,X线片可见软骨呈线状钙化。

四、关节周围蜂窝织炎

关节周围软组织明显红肿,畏寒、发热等全身症状较为突出,但关节疼痛往往不如痛风显著,周围血白细胞明显升高,血尿酸正常。

预防和治疗

一、预防

预防高尿酸血症应避免下列各种危险因素:

1. 饮食因素:高嘌呤食物如肉类、海鲜、动物内脏、浓的肉汤、饮酒(尤其是啤酒)等均可使血尿酸水升高。

2. 疾病因素:高尿酸血症多与心血管和代谢性疾病伴发,相互作用,相互影响。因此应注意对这些患者进行血尿酸检测,及早发现高尿酸血症。

3. 避免长期使用可能造成尿酸升高的治疗伴发病的药物:建议经过权衡利弊后去除可能造成尿酸升高的药物,如噻嗪类及袢利尿剂、烟酸、小剂量阿司匹林等。对于需服用利尿剂且合并高尿酸血症的患者,避免应用噻嗪类利尿剂。而小剂量阿司匹林(<325mg/d)尽管升高血尿酸,但作为心血管疾病的防治手段不建议停用。

二、高尿酸血症患者血尿酸的控制目标及干预治疗切点

1. 控制目标:血尿酸<360μmol/L(对于有痛风发作的患者,血尿酸宜<300μmol/L)。

2. 干预治疗切点:血尿酸>420μmol/L(男性),>360μmol/L(女性)。

鉴于大量研究证实血尿酸水平超过正常范围或者正常高限时,多种伴发症的发生风险增加,建议对于高尿酸血症合并心血管危险因素和心血管疾病者,应同时进行生活指导及药物降尿酸治疗,使血尿酸长期控制在<360μmol/L。对于有痛

风发作的患者,则需将血尿酸长期控制在300μmol／L以下,以防止反复发作。对于无心血管危险因素或无心血管伴发疾病的高尿酸血症患者,建议仍给予以下相应的干预方案。

三、生活干预降低血尿酸水平

1.生活方式指导:生活方式改变,包括健康饮食、限制烟酒、坚持运动和控制体重等。改变生活方式同时也有利于对伴发症(例如冠心病、肥胖、代谢综合症、糖尿病、高脂血症及高血压)的管理。积极开展患者医学教育,提高患者防病治病的意识,提高治疗依从性。

2.健康饮食:已有痛风、HUA、有代谢性和心血管危险因素及中老年人群,饮食应以低嘌呤食物为主。

3.多饮水,戒烟限酒:每日饮水量保证尿量在1500mL／d以上,最好＞2000mL／d。同时提倡戒烟,禁啤酒和白酒,如饮红酒宜适量。

4.坚持运动,控制体重:每日中等强度运动30min以上。肥胖者应减体重,使体重控制在正常范围。

四、适当碱化尿液

当尿pH6.0以下时,需碱化尿液。尿pH6.2～6.9有利于尿酸盐结晶溶解和从尿液排出,但尿pH＞7.0易形成草酸钙及其他类结石。因此碱化尿液过程中要检测尿pH。常用药物:碳酸氢钠或枸橼酸氢钾钠。

1.口服碳酸氢钠(小苏打):每次1g,每日3次。由于本品在胃中产生二氧化碳,可增加胃内压,并可引起嗳气和继发性胃酸分泌增加,长期大量服用可引起碱血症,并因钠负荷增加诱发充血性心力衰竭和水肿。晨尿酸性时,晚上加服乙酰唑胺250mg,以增加尿酸溶解度,避免结石形成。

2.枸橼酸钾钠合剂Shohl溶液(枸橼酸钾140g,枸橼酸钠98g,加蒸馏水至1000mL):每次10～30mL,每日3次。使用时应监测血钾浓度,避免发生高钾血症。

3.枸橼酸氢钾钠颗粒:该药不能用于急性或慢性肾衰竭患者,或当绝对禁用氯化钠时不能使用。枸橼酸氢钾钠也禁用于严重的酸碱平衡失调(碱代谢)或慢性泌尿道尿素分解菌感染。

五、积极治疗与血尿酸升高相关的代谢性及心血管危险因素

积极控制肥胖、2型糖尿病、高血压、高脂血症、卒中、慢性肾病等。

二甲双胍、阿托伐他汀、非诺贝特、氯沙坦、氨氯地平在降糖、调脂、降压的同时,均有不同程度的降尿酸作用,建议可按患者病情适当选用。

六、终止关节炎急性发作并预防复发

首先应绝对卧床休息,抬高患肢,避免受累关节负重,持续至关节疼痛缓解后72h方可逐渐恢复活动。同时应及早予以药物治疗是症状缓解,延迟用药会导致

药物疗效降低。

1.秋水仙碱:对控制痛风急性发作具有显著疗效,为痛风急性关节炎期的首选用药之一。常规剂量每次0.5mg,1次/h;或1mg/次,每2h 1次,直至关节疼痛缓解或出现恶心、呕吐、腹泻等胃肠道反应时停药。一般48h内剂量不超过7mg。通常用药后6~12h可使症状减轻,约90%患者在24~48h完全缓解。除消化道不良反应外,部分患者发生骨髓抑制、肝功能损害、脱发等,因此有骨髓抑制及肝肾功能损害者使用该药时,剂量应减半,并密切观察不良反应。

2.非甾体类抗炎药:无并发症的急性痛风性关节炎发作首选非甾体类消炎药,特别是不能耐受秋水仙碱的患者尤为适用。

(1)吲哚美辛:促进尿酸排出,开始剂量50mg,每6h1次,症状减轻后逐渐减为25mg,2~3次/d。

(2)布洛芬0.2~0.4g,2~3次/d。

(3)保泰松初始剂量0.2~0.4g,以后每4~6h 0.1g,症状好转后减为0.1g,3次/d。

(4)吡罗昔康作用时间长,20mg/d,1次顿服,偶有胃肠道反应。长期用药应注意外周血白细胞及肝肾功能。

(5)萘普生抗感染作用较强,为保泰松11倍,镇痛作用为阿司匹林的7倍,胃肠道反应小,口服0.25g,2~3次/日。

(6)选择性环氧化酶-2抑制剂塞来考昔、依托考昔、罗非考昔的抗炎作用强。

3.糖皮质激素:对急性关节炎发作具有迅速缓解作用,但停药后容易复发,且长期用易至糖尿病、高血压,仅对秋水仙碱、非甾体类消炎药物治疗无效或有禁忌者短期使用,一般为泼尼松10mg,3次/日,症状缓解后逐渐减量。

七、长期控制高尿酸血症

可以根据患者的病情及分型,药物的适应证、禁忌证及其注意事项等进行药物的选择和应用。目前临床常见药物包含抑制尿酸合成的药物和增加尿酸排泄的药物。

1.抑制尿酸合成的药物:

(1)黄嘌呤氧化酶抑制剂(xanthine oxidase inhibitors,XOI):XOI抑制尿酸合成,包括别嘌呤醇及非布司他。别嘌呤醇及其代谢产物氧嘌呤醇通过抑制黄嘌呤氧化酶的活性(后者能使次黄嘌呤转为黄嘌呤,再使黄嘌呤转变成尿酸),使尿酸生成减少。

(2)别嘌呤醇:

适应证:用于慢性原发性或继发性痛风的治疗,控制急性痛风发作时,须同时应用秋水仙碱或其他消炎药,尤其是在治疗开始的几个月内;用于治疗伴有或不伴有痛风症状的尿酸性肾病;亦用于反复发作性尿酸结石患者;也用于预防白血病、淋巴瘤或其他肿瘤在化疗或放疗后继发的组织内尿酸盐沉积、肾结石等。

用法及用量:小剂量起始,逐渐加量。初始剂量每次50mg,每日2~3次。小剂量起始可以减少早期治疗开始时的烧灼感,也可以规避严重的别嘌呤醇相关的超敏反应。2~3周后增至每日200~400mg,分2~3次服用;严重痛风者每日可用至600mg。维持量成人每次100~200mg,每日2~3次。

肾功能下降时,如Ccr<60mL/min,别嘌呤醇应减量,推荐剂量为50~100mg/d,Ccr<15mL/min禁用。儿童治疗继发性高尿酸血症常用量:6岁以内每次50mg,每日1~3次;6~10岁,每次100mg,每日1~3次。剂量可酌情调整。同样需要多饮水,碱化尿液。

注意事项:别嘌呤醇的严重不良反应与所用剂量相关,当使用最小有效剂量能够使血尿酸达标时,尽量不增加剂量。

不良反应:包括胃肠道症状、皮疹、肝功能损害、骨髓抑制等,应予监测。大约5%患者不能耐受。偶有发生严重的"别嘌呤醇超敏反应综合征"。

禁忌证:对别嘌呤醇过敏、严重肝肾功能不全和明显血细胞低下者、孕妇、有可能怀孕妇女以及哺乳期妇女禁用。

密切监测别嘌呤醇的超敏反应。主要发生在最初使用的几个月内,最常见的是剥脱性皮炎。使用噻嗪类利尿剂及肾功能不全是超敏反应的危险因素。超敏反应在美国发生率是1:1000,比较严重的有Stevens-Johnson综合征、中毒性表皮坏死松解症、系统性疾病(嗜酸性粒细胞增多症、脉管炎、以及主要器官的疾病)。已有研究证明别嘌呤醇相关的严重超敏反应与白细胞抗原(HLA)-B*5801密切相关,而朝鲜族CKD3期患者(HLA-B*5801等位基因频率为12%)或者是中国汉族、泰国人(HLA-B*5801等位基因频率为6%~8%)中HLA-B*5801阳性者比白人高(白人HLA-B*5801等位基因频率仅为2%),发生超敏反应的风险更大。因此,2012年美国风湿病学会(ACR)建议:亚裔人群在使用别嘌呤醇前,应该进行HLA-B*5801快速PCR检测,建议有条件时在用药前先进行基因检测。

(3)非布司他:此药为非嘌呤类黄嘌呤氧化酶选择性抑制剂,常规治疗浓度下不会抑制其他参与嘌呤和嘧啶合成与代谢的酶,通过抑制尿酸合成降低血清尿酸浓度。

适应证:适用于痛风患者高尿酸血症的长期治疗。不推荐用于无临床症状的高尿酸血症。

用法及用量:非布司他片的口服推荐剂量为40mg或80mg,每日1次。推荐非布司他片的起始剂量为40mg,每日1次。如果2周后,血尿酸水平仍不低于6mg/dL(约360μmol/L),建议剂量增至80mg,每日1次。给药时,无需考虑食物和抗酸剂的影响。轻、中度肾功能不全(Clcr30~89mL/min)的患者无需调整剂量。

不良反应:主要有肝功能异常、恶心、关节痛、皮疹。

禁忌证:本品禁用于正在接受硫唑嘌呤、巯嘌呤治疗的患者。

注意事项:在服用非布司他的初期,经常出现痛风发作频率增加。这是因为血尿酸浓度降低,导致组织中沉积的尿酸盐动员。为预防治疗初期的痛风发作,建议同时服用非甾体类抗炎药或秋水仙碱。在非布司他治疗期间,如果痛风发作,无需中止非布司他治疗。应根据患者的具体情况,对痛风进行相应治疗。

2.增加尿酸排泄的药物

抑制尿酸盐在肾小管的主动再吸收,增加尿酸盐的排泄,从而降低血中尿酸盐的浓度,可缓解或防止尿酸盐结晶的生成,减少关节的损伤,亦可促进已形成的尿酸盐结晶的溶解。由于90%以上的HUA为肾脏尿酸排泄减少所致,促尿酸排泄药适用人群更为广泛。

代表药物为苯溴马隆和丙磺舒。在使用这类药物时要注意多饮水和使用碱化尿液的药物。此外,在使用此类药物之前要测定尿尿酸的排出量,如果患者的24h尿尿酸的排出量已经增加(>3.54mmol)或有泌尿系结石则禁用此类药物,在溃疡病或肾功能不全者慎用。

(1)苯溴马隆:

适应证:原发性和继发性高尿酸血症,痛风性关节炎间歇期及痛风结节肿等。长期使用对肾脏没有显著影响,可用于Ccr>20mL/min的肾功能不全患者。对于Ccr>60mL/min的成人无需减量,每日50~100mg。

通常情况下服用苯溴马隆6~8d血尿酸明显下降,降血尿酸强度及达标率强于别嘌呤醇,坚持服用可维持体内血尿酸水平达到目标值。长期治疗1年以上可以有效溶解痛风石。该药与降压、降糖和调脂药物联合使用没有药物相互影响。

用法及用量:成人开始剂量为每次口服50mg,每日1次,早餐后服用。用药1~3周检查血尿酸浓度,在后续治疗中,成人及14岁以上患者每日50~100mg。

不良反应:可能出现胃肠不适、腹泻、皮疹等,但较为少见。罕见肝功能损害,国外报道发生率为1/17000。

禁忌证:对本品中任何成分过敏者。于严重肾功能损害者(肾小球滤过率低于20mL/min)及患有严重肾结石的患者。孟孕妇、有可能怀孕妇女以及哺乳期妇女禁用。

注意事项:治疗期间需大量饮水以增加尿量(治疗初期饮水量不得少于1500~2000mL),以促进尿酸排泄,避免排泄尿酸过多而在泌尿系统形成结石。在开始用药的前2周可酌情给予碳酸氢钠或枸橼酸合剂,使患者尿液的pH控制在6.2~6.9之间。定期测量尿液的酸碱度。

(2)丙磺舒:

用法及用量:成人1次0.25g,1日2次,1周后可增至1次0.5g,1日2次。根据临床表现及血和尿尿酸水平调整药物用量,原则上以最小有效量维持。

注意事项:不宜与水杨酸类药、阿司匹林、依他尼酸、氢氯噻嗪、保泰松、吲哚美辛及口服降糖药同服。服用本品时应保持摄入足量水分(每天2500mL左右),防止形成肾结石,必要时同时服用碱化尿液的药物。定期检测血和尿pH值、肝肾功能及血尿酸和尿尿酸等。

禁忌证:对本品及磺胺类药过敏者、肝肾功能不全者、伴有肿瘤的高尿酸血症者,或使用细胞毒的抗癌药、放射治疗患者因可引起急性肾病,均不宜使用本品。有尿酸结石的患者属于相对禁忌证。也不推荐儿童、老年人、消化性溃疡者使用。痛风性关节炎急性发作症状尚未控制时不用本品。如在本品治疗期间有急性发作,可继续应用原来的用量,同时给予秋水仙碱或其他非甾体抗炎药治疗。

(3)尿酸酶(uricase):

尿酸酶可催化尿酸氧化为更易溶解的尿囊素,从而降低血尿酸水平。

生物合成的尿酸氧化酶主要有:重组黄曲霉菌尿酸氧化酶,又名拉布立酶,粉针剂,目前适用于化疗引起的高尿酸血症患者。

聚乙二醇化重组尿酸氧化酶,静脉注射使用。二者均有快速、强力降低SUA的疗效,主要用于重度HUA、难治性痛风,特别是肿瘤溶解综合征患者。

培戈洛酶(Pegloticase),一种聚乙二醇化尿酸特异性酶,已在美国和欧洲上市,用于降尿酸及减少尿酸盐结晶的沉积,在欧洲获得治疗残疾的痛风石性痛风患者。目前在中国尚未上市。

3.联合治疗:如果单药治疗不能使血尿酸控制达标,则可以考虑联合治疗。即XOI与促尿酸排泄的药物联合,同时其他排尿酸药物也可以作为合理补充(在适应证下应用),如氯沙坦、非诺贝特等。氯沙坦、非诺贝特可以辅助降低痛风患者的尿酸水平。

高血压患者伴血尿酸增高,选用氯沙坦抗高血压的同时,亦能降低血尿酸;另外,氯沙坦治疗合并血尿酸升高的慢性心功不全患者可使血尿酸下降。非诺贝特可作为治疗高甘油三酯血症伴高尿酸血症的首选。如果仍不能达标,还可以联合培戈洛酶。

降尿酸药应持续使用:研究证实持续降尿酸治疗比间断服用者更能有效控制痛风发作,建议在血尿酸达标后应持续使用,定期监测。

第28章 肥胖症

概　述

　　肥胖症(obesity)是指体内脂肪堆积过多和(或)分布异常、体重增加,是包括遗传和环境因素在内的多种因素相互作用所引起的慢性代谢性疾病;其公认的定义是体内贮积的脂肪量超过理想体重20%以上,而不是指实际体重超过理想体重20%以上。肥胖可由许多疾病引起,故肥胖症并非一种病名,而是一种症候。而肥胖者中下述疾病:高血压、冠心病、中风、动脉粥样硬化、2型糖尿病、胆结石及慢性胆囊炎、痛风、骨关节病、子宫内膜癌、绝经后乳癌、胆囊癌、男性结肠癌、直肠癌和前列腺癌发病率均升高。呼吸系统可发生肺通气减低综合征、心肺功能不全综合征和睡眠呼吸暂停综合征。严重者可导致缺氧、发绀和高碳酸血症。

病因与发病机制

　　单纯性肥胖的病因和发病机制尚不完全清楚,可能与下列因素有关:

一、遗传因素

　　流行病学调查表明:单纯性肥胖者中有些有家庭发病倾向。父母双方都肥胖,他们所生子女中患单纯性肥胖者比父母双方体重正常者所生子女高5～8倍。

二、精神神经因素

　　下丘脑的食欲中枢和个体的摄食行为受许多激素和细胞因子的调节。刺激下丘脑中的腹内侧核可使动物拒食,而完全破坏这一神经核则引起多食。脑室内直接注射瘦素比在中枢神经系统以外的全身注射引起的反应更为强烈,提示中枢神经系统为瘦素作用的重要部位。周围神经系统对摄食也具调节作用。人进食后的"饱感"就是通过周围神经将感受到的信号传送到中枢神经,因而停止继续进食。人们在悲伤或过于兴奋的情况下而减少进食,说明精神因素对摄食也有调节作用。在临床上可见下丘脑发生病变所引起的肥胖或消瘦,肥胖是下丘脑综合征的常见临床表现之一。以上动物实验和临床观察表明神经和精神因素对人的摄食有调节作用。但是不能说单纯性肥胖的直接病因就是神经和精神因素。神经精神因素在单纯性肥胖发病机制究竟起什么作用也有待阐明。

三、内分泌因素

许多激素如甲状腺素、胰岛素、糖皮质激素等可调节摄食,因此推想这些激素可能参与了单纯性肥胖的发病机制。肥胖者对胰岛素抵抗而导致高胰岛素血症,而高胰岛素血症可使胰岛素受体降调节而增加胰岛素抵抗,从而形成恶性循环。胰岛素分泌增多,可刺激摄食增多,同时抑制脂肪分解,因此引起体内脂肪堆积。青春期开始,体脂约占体重的20%,男性在青春期末,体脂减少到占体重的15%;女性则增加到占体重的25%。男女性别对体脂有不同影响,提示性激素在单纯性肥胖发病机制中可能起作用;在成年肥胖中以女性居多,特别是经产妇和口服避孕药者。除前述几种激素外还有许多其他激素和神经肽与摄食有关,但激素变化究竟是单纯性肥胖的后果还是病因,目前仍不清楚。

四、生活方式与饮食习惯

不爱活动的人消耗能量减少,易发生肥胖。运动员在停止运动后、经常摄入高热卡饮食或食量大、吸烟者在戒烟后、睡前进食习惯、喜欢吃油腻食物、每天进餐次数少而每餐进食量大等都与单纯性肥胖的发生有关,但都不是单纯性肥胖的唯一病因。

总之,单纯性肥胖的病因尚不明了。可能是包括遗传和环境因素在内的多种因素相互作用的结果。但不管病因为何,单纯性肥胖的发生肯定是摄入的能量大于消耗的能量。

分型或分类

根据病因肥胖症可分为单纯性与继发性两类,本章重点介绍单纯性肥胖;单纯性肥胖是指:只有肥胖而无任何器质性疾病的肥胖症。

单纯性肥胖的分类有多种。按肥胖的程度可分轻、中、重三级或I、II、III等级。按脂肪的分布可分为全身性(均匀性)肥胖、向心性肥胖、上身或下身肥胖、腹型和臀型肥胖等。这种分类对某些疾病的诊断和肥胖预后的判断有帮助。如Cushing

综合征常为向心性肥胖;腹型肥胖者比均匀性肥胖者预后差,常引发许多疾病。此外,还有增殖性和肥大性肥胖之分。增殖性肥胖是指脂肪细胞数目增加,特点是肥胖多从儿童期开始,青春发育期肥胖进一步加重,终生都肥胖,脂肪堆积在身体周围,故又称周围型肥胖,到成年可同时有肥大型肥胖。肥大型是只有脂肪细胞贮积脂肪量增多,但脂肪细胞数目不增加,其特点为肥胖多从中年时期开始,脂肪堆积在身体中央(即躯干部位),故又称中央型肥胖,其所带来的不良后果比增殖性肥胖更为严重。

单纯性肥胖的病因和发病机制尚不完全清楚,可能与下列因素有关:包括遗传因素、精神神经因素、生活方式与饮食习惯、内分泌因素;许多激素如甲状腺素、胰岛素、糖皮质激素等可调节摄食,因此推想这些激素可能参与了单纯性肥胖的发病机制;单纯性肥胖可引起许多不良的代谢紊乱和疾病。如高脂血症、糖耐量异常、高胰岛素血症、高尿酸血症。

诊 断

单纯性肥胖的诊断应包括病因诊断、肥胖的诊断和并发症诊断。单纯性肥胖病因目前尚不明了,主要靠询问病史,了解与肥胖发病的可能因素,并发症诊断则多依赖于实验室,而评判肥胖的方法则有许多种。下面介绍单纯性肥胖的诊断方法。

一、临床表现

根据病因肥胖症可分为单纯性与继发性两类,病因不同,临床表现也不同,继发性肥胖症除肥胖外还有原发病的特殊表现,男性脂肪分布以内脏和上腹部皮下为主,称腹型、苹果型或向心性肥胖;女性则以下腹部、臀部、股部皮下为主,称梨型或外周型肥胖,向心性肥胖者发生代谢综合征可能性大。

一般轻-中度单纯性肥胖无何自觉症状,重度肥胖者则多有不耐热,活动能力减低甚至活动时有轻度气促,睡眠时打鼾,饭量不增加,甚至比以前相对减少。有的可有并发症如高血压病、糖尿病、痛风等临床表现。约1/2成年肥胖者有幼年肥胖史。

二、体格检查

着重于检查肥胖的特征及其所带来的不良后果和疾病的体征。

肥胖者特征是身材显得矮胖、浑圆,脸部上窄下宽,双下颏,颈粗短,向后仰头枕部皮褶明显增厚。胸圆,肋间隙不可见,乳房因皮下脂肪厚而增大。站立时腹部向前凸出而高于胸部平面,脐孔深凹。短时间明显肥胖者在下腹部两侧、双大腿和上臂内侧上部和臀部外侧可见紫纹或白纹。儿童肥胖者外生殖器埋于会阴皮下脂肪中而使阴茎变小变短。手指、足趾粗短,手背因脂肪增厚而使掌指关节骨突处皮肤凹陷,骨突变得不明显。前述肥胖特征,不是每个肥胖者均具有,取决于肥胖的程度及肥胖的速度。

三、实验室检查和特殊检查

肥胖本身实验室检查无特别异常,主要是检查有无肥胖所引起的不良后果。故应做下列实验室检查:

1.血液生化:单纯性肥胖者可有口服糖耐量异常,故应测空腹及餐后2h血糖。

单纯性肥胖者可合并有高脂血症,应定期检查血脂全套,常见有甘油三酯、胆固醇和低密度脂蛋白-胆固醇升高。严重者血清呈乳白色,脂蛋白A也可升高,载脂蛋白各种类型的水平也有变化。血尿酸可以升高,但其机理不大清楚。

肝功能可正常,严重脂肪肝者可有肝功能异常。

2.腹部B超:检查肝脏和胆囊(有无脂肪肝、胆结石和慢性胆囊炎)。

3.脂肪细胞计数及平均脂肪细胞的脂质含量

四、肥胖的评定及脂肪分布的检测方法

肥胖症的评估包括身体肥胖程度、体脂总量和脂肪分布。肥胖症临床表现没有特意性,诊断标准不理想但简单实用的指标是根据体质指数和腰围界限值与相关疾病的危险程度及大规模流行病学调查人数统计数据而制定。

1.体质指数(body mass index,BMI):测量身体肥胖程度,$BMI(kg/m^2)=$体重/身高^2,主要反应全身性肥胖水平,我国人均BMI在24以下,大于24为超重,大于26为轻度肥胖,大于28为中度肥胖,大于30为重度肥胖。

2.腰围:简单较可靠,但重复性稍差,是间接反映腹内脂肪的简易而常用的重要临床指标。测量方法为:立位,全身放松,于平静呼吸末经两侧腋中线肋缘于髂嵴上缘中点的连线水平用软尺测量。国内一般将男性腰围≥90cm和女性≥80cm定位向心性肥胖的界限。

鉴别诊断

许多疾病可伴随肥胖,这种肥胖总称为继发性肥胖。单纯性肥胖的诊断是在排除继发性肥胖后而被诊断的。继发性肥胖都有原发性疾病的临床特征,故易于排除。一些继发性肥胖的特征见表28-1,以供鉴别诊断时参考。

表28-1　继发性肥胖临床和实验室特点

	临床特点	实验室检查及其他检查
皮质醇增多症	向心性肥胖、皮肤紫纹、高血压、月经紊乱或闭经、满月脸、水牛背、多毛、多血质面容、骨质疏松等	血浆皮质醇和尿17羟皮质类固醇增高,且不能被小剂量地塞米松抑制,血浆ACTH正常、升高、降低(因病因不同而异),糖耐量异常,肾上腺CT、肾上腺静脉采血测定血浆皮质醇及动脉造影有助于病因诊断
多囊卵巢综合征	闭经或月经周期延长、不育、多毛、肥胖、痤疮、男性化、女性发病	血浆睾酮,去氢表雄酮及其硫酸盐升高,雌二醇降低,盆腔B超、CT可见卵巢增大,注射HCG血浆雄激素水平增高
胰岛素瘤	发作性空腹低血糖、肥胖、发作时感软弱乏力、出汗、饥饿感、震颤、心悸、或表现为精神症状等,因进食过多而有肥胖	口服糖耐量试验呈低平曲线,血胰岛素水平升高,胰岛素释放指数>0.3,饥饿试验、甲苯磺丁脲(D860)刺激试验,CT胰腺扫描,或胰动脉造影有助于诊断
下丘脑性肥胖	为均匀性肥胖,常伴有下丘脑其他功能紊乱的临床表现,如睡眠进食障碍、体温调节障碍、植物神经活动功能紊乱、尿崩症、女性月经紊乱或闭经,男性性功能减低。此外还有原发性疾病的临床表现	植物神经功能检查、尿比重、禁水垂体加压素联合试验、GnRH兴奋试验、头颅CT或垂体CT或磁共振脑电图等检查以明确下丘脑病变
甲状腺功能减低症(原发性)	可有肥胖,发病女多于男。有怕冷、全身浮肿、脱发、贫血外貌、肌肉晨僵感、上睑下垂、跟腱反射恢复期延长、月经过多等	血中甲状腺激素水平降低,TSH升高,TRH兴奋试验可帮助病变定位
肥胖性生殖无能症	下视丘-垂体附近有感染、肿瘤或外伤引起,部分病例原因不明。于少年时发病,除肥胖外,有外生殖器官发育不全,成年后男女均有性欲减退和不育	头颅和垂体CT或MRI检查可能有病变,男女性激素减低,垂体FSH、LH减低。GnRH兴奋试验有FSH、LH升高但低于正常或呈延迟反应

	临床特点	实验室检查及其他检查
性腺功能低下所致肥胖	男性睾丸功能减退或完全丧失后易发生肥胖,如古代宦官多有肥胖,但多为中度。妇女绝经后也易发生肥胖。体征男性有第二性征萎退,阴茎变小,声音尖细;女性阴道萎缩,皱褶减少或消失,阴道分泌物减少	睾酮(男)和雌、孕激素(女)均降低,垂体 FSH、LH 升高、对 GnRH 有过度反应
药物引起的肥胖	有服药史,肥胖由于药物刺激食欲,食量增加所致,停药后即自然消失	常见药物有氯丙嗪和胰岛素

治 疗

一、非药物治疗

1.饮食控制:饮食控制就是限制每日能量的摄入。能量摄入减少,而日常活动不变,长此以往,即可使体重减轻。

减肥的饮食有两种:极低热卡饮食和低热卡饮食。

极低热卡饮食是每日供应热卡为3000kJ(800kcal)。此种饮食可完全用流汁饮料,但含有供人体需要的最低的能量。用此种饮食治疗平均每周可使体重减轻1.5~2.5kg。如果用此种饮食治疗12~16周,则体重可减轻约20kg。此种饮食治疗方案虽然体重减轻较快、较明显,但也有其缺点:①患者顺应性差,难于坚持,故此种饮食治疗方案只能短期应用;②不适于伴有严重器质性疾病患者;③需要医生监护;④停止这种饮食治疗后12个月后75%的患者体重又增加,2年后85%～95%的人增加到饮食治疗前的基础体重水平。

由于肥胖者难于坚持此种饮食治疗,因此有人采用极低热卡饮食与低热卡饮食交替,治疗20周,体重可减轻9.5kg,比用极低热卡饮食治疗体重减轻得少些,但较易被肥胖者接受和坚持。用极低热卡饮食治疗过程中,随着体重下降的同时,极低密度的脂蛋白水平也降低,甚至血脂水平也有下降。低热卡饮食治疗是每日供给热卡为5000kJ(1200kcal),或者根据年龄、性别及体重计算每日所需热卡的基础上减少2000kJ(500kcal)或减少600kcal,治疗12周,可使体重减轻5kg,如果配合运动和教育则可使体重减轻更多些。此方法的优点为:①易为肥胖者接受;②体重减轻虽比极低热卡减轻体重慢些,但能使体重得到保持。饮食治疗使体重减轻后,仍然须坚持饮食治疗,否则体重很快恢复到治疗前水平。

普通人群,当BMI>30kg／m²时则应采用饮食治疗。一些特殊职业者如舞蹈演员、田径和举重运动员为了比赛的需要也可用饮食治疗以减轻和保持体重。

2.体力活动或运动:体力活动或运动在于增加能量消耗。如果运动与饮食治疗相结合,则体重减轻越明显,但如果用极低热卡饮食再加上活动,则难于被肥胖者接受和坚持。活动不仅使体重减轻,而且能使减轻的体重得以保持。另外,运动还可使体脂减少。对一般健康人而言,体力活动或运动对健康也是有益的,同时可以减少因肥胖所带来的不良后果,如高血压、心血管疾病和高脂血症等。

关于活动量或运动量则应因人而异,原则上应采取循序渐进的方式。活动或运动方式应以简单易行为主,结合个人爱好。可以是个体活动,也可以是群体性的,肥胖者以平均每周消耗1000kcal,每周体重减轻0.5~1kg为宜。每减轻1kg体重,约需消耗热卡7000kcal。对肥胖者来说,宜选择中等强度的活动或运动为宜,但应根据个体情况循序渐进。应当强调的是:活动或运动贵在坚持,同时一定要与饮食治疗结合,否则将达不到体重减轻目的。

3.教育与行为治疗:教育与行为治疗包括营养教育、增加体力活动、社会支持、技艺营造、认知战略。教育和行为治疗还包括:自我训练、合理的情绪治疗、改变不正确的认识和饮食行为。

以上三种治疗肥胖的方法是肥胖的基本治疗方法,而且要长期坚持。

二、药物治疗

多数肥胖症患者在认识到肥胖对健康的危害后,在医疗保健人员指导下通过控制饮食量、减少脂肪摄入,增加体力活动,可使体重减轻,但仍有相当一部分患者由于种种原因体重仍然不能减低,或不能达到期望的减重目标,可考虑用药物辅助减重。

从药物作用机制方面,减肥药可分为两大类:一类为抑制食欲以减少能量的摄入;另一类为增加能量消耗,即增加代谢率。从药物的种类方面减肥药有下列五类:

1.非中枢性减重药:主要是肠道胰脂肪酶抑制剂。奥利司他于1998年首次上市,是至今在美国被批准可以长期(>6个月)治疗肥胖症的唯一药物。奥利司他通过与脂肪形成无活性中间体脂基-酶络合物,对胃肠道的脂肪酶如胃脂肪酶、胰脂肪酶、羧酸酯酶的活性产生可逆性抑制,但对胃肠道其他酶如淀粉酶、胰蛋白酶和磷脂酶无影响。可使膳食脂肪吸收减少大约33%,未吸收的TG和胆固醇随大便排出,从而达到减重目的。其也可降低肥胖的糖尿病患者的腰围、BMI、血压、空腹血糖和HbA₁c水平,降低超重和肥胖患者的血中胆固醇及LDL-C水平。约15%~30%患者可出现不良反应,包括皮脂溢出增多、胃肠胀气、便急、便失禁,且可干扰脂溶性维生素A、D、E、K的吸收,故应用奥利司他患者应补充这些维生素。

奥利司他禁用于慢性吸收不良综合征、胆汁淤积症,同时其可能与肝损害有关,患者治疗过程中应密切关注体征和症状,一旦发生须及时终止用药。

2.中枢性减重药:属去甲肾上腺素能重新摄取抑制剂,能刺激交感神经系统释放去甲肾上腺素和多巴胺,并移植这两种神经递质的再摄取而抑制食欲和诱导饱腹感。

(1)盐酸芬特明:于20世纪70年代初上市,在美国被批准用于短期(≤12周)治疗肥胖症。临床观察发现此药可致高血压、心动过速和心悸,故不可用于有心血管疾病或显著高血压的肥胖人群,同时使用期间须监测血压;用法为15mg／d、30mg／d或37.5mg／d。

(2)盐酸安非拉酮:在美国仅被批准于短期治疗肥胖症。主要副作用有口干、失眠、头昏、轻度血压升高和(或)心率增快。

3.兼有减重作用的降糖药物:肥胖与2型糖尿病之间关系密切,部分降糖药物有一定减重作用,在肥胖的2型糖尿病患者中可选用,如二甲双胍、阿卡波糖、人胰高血糖素样肽-1受体激动剂艾塞那肽、人胰高血糖素样肽-1类似物。

三、外科治疗

手术治疗只适用于严重的病态肥胖者。虽然手术可使病人体重很快得到减轻,但手术给病人带来的不良后果和术后并发症不容忽视。手术方式有两种:胃形成术(gastroplasty)和胃搭桥术。前者有两种式式,即垂直性胃形成术和水平性胃形成术。两种式式都不切除胃,只是以垂直或水平方式缝合形成一个小胃,使病人进食后很快出现饱感而停止摄食,食物仍从缝合的小胃进入留下来的大胃中。术后伤口感染达23％,还可发生术后顽固性呕吐、食道反流和小胃出口狭窄。胃搭桥术要切除大部分的胃、关闭十二指肠、切除胆囊、胆道和胰转向,将空肠与回肠吻合。此种手术容易发生营养不良。因此,手术治疗肥胖病人选择应严格控制。手术治疗肥胖的指征为:

(1)病人为病态肥胖,BMI超过40kg／m²;

(2)BMI 36～40kg／m²之间,同时有严重与肥胖相关的疾病;

(3)严重肥胖至少存在5年以上,对非手术治疗不能使体重减轻者;

(4)无酒精中毒和重大精神病史。

除手术外,还有皮下脂肪抽吸术,为有创性减少局部脂肪堆积方法,不能使肥胖得到根本治疗,故很少采用。

第29章 原发性骨质疏松症

概　述

骨质疏松症(osteoporosis,OP)是一种以骨量低下、骨微结构破坏、导致骨脆性增加、易发生骨折为特征的全身性骨病。2001年美国国立卫生研究院(NIH)提出骨质疏松症是以骨强度下降、骨折风险性增加为特征的骨骼系统疾病,骨强度反映了骨骼的两个主要方面,即骨矿密度和骨质量。

分型或分类

分型及分类

该病可发生于不同性别和任何年龄,但多见于绝经后妇女和老年男性。骨质疏松症分为原发性和继发性两大类。原发性骨质疏松症又分为绝经后骨质疏松症(Ⅰ型)、老年性骨质疏松症(Ⅱ型)和特发性骨质疏松(包括青少年型)3种。绝经后骨质疏松症一般发生在妇女绝经后5～10年内;老年性骨质疏松症一般指老人70岁后发生的骨质疏松;继发性骨质疏松症指由任何影响骨代谢的疾病或药物所致的骨质疏松症;而特发性骨质疏松主要发生在青少年,病因尚不明。

临床表现

疼痛、脊柱变形和发生脆性骨折是骨质疏松症最典型的临床表现。但许多骨质疏松患者早期常无明显的症状,往往在骨折发生后经X线或骨密度检查时才发现有骨质疏松。

一、疼痛

患者可有腰背疼痛或周身骨骼疼痛,负荷增加时疼痛加重或活动受限,严重时翻身、起坐及行走有困难。

二、脊柱变形

骨质疏松严重者可有身高缩短和驼背,脊柱畸形和伸展受限。胸椎压缩性骨折会导致胸廓畸形,影响心肺功能。腰椎骨折可能会改变腹部解剖结构,引起便秘、腹痛、腹胀、食欲减低和过早饱胀感等。

三、骨折

脆性骨折是指低能量或非暴力骨折,如日常活动而发生的骨折为脆性骨折。常见部位为胸、腰椎,髋部、桡尺骨远端和肱骨近端。其他部位也可发生骨折。发生过一次脆性骨折后,再次发生骨折的风险明显增加。

诊断和鉴别诊断

临床上诊断骨质疏松症的完整内容应包括两个方面:确定骨质疏松和排除其他影响骨代谢的疾病。

一、骨质疏松的诊断

临床上用于诊断骨质疏松症的通用标准是:发生了脆性骨折及/或骨密度低下。目前尚缺乏直接测定骨强度的临床手段,因此,骨密度和骨矿含量测定是骨质疏松症临床诊断以及评价疾病程度客观的量化指标。

1.脆性骨折:指非外伤或轻微外伤发生的骨折,这是骨强度下降的明确体现,也是骨质疏松症的最终结果和合并症。发生了脆性骨折,临床上即可诊断骨质疏松症。

2.诊断标准(基于骨密度测定)

骨质疏松性骨折的发生与骨强度的下降有关,而骨强度是由骨密度及骨质量所决定。骨密度约反映70%的骨强度,若骨密度低同时伴有其他危险因素会增加骨折的危险性。因目前尚缺乏较为理想的骨强度直接测量或评估方法,临床上采用骨密度(BMD)测量作为诊断骨质疏松、预测骨质疏松性骨折风险、监测自然病程及评价药物干预疗效的最佳定量标准。

骨密度是指单位体积(体积密度)或单位面积(面积密度)的骨量,二者通过无创技术对活体进行测量。

骨密度及骨测量的方法较多,不同的方法在骨质疏松症的诊断、疗效的监测、骨折危险性的评估作用也有所不同。临床上应用的有双能X线吸收测定法（DXA）、外周双能X线吸收测定法（pDXA）以及定量计算机断层照相术（QCT）。其中DXA测量值是目前国际学术界公认的骨质疏松症诊断的金标准。

二、基于骨密度测定的诊断标准

世界卫生组织（WHO）推荐的诊断标准：基于DXA测定，骨密度值低于同性别、同种族正常成年人骨峰值不足1个标准差属正常；降低1~2.5个标准差为骨量低下（骨量减少）；降低程度等于或大于2.5个标准差为骨质疏松。符合骨质疏松诊断标准同时伴有一处或多处骨折时为严重骨质疏松。

骨密度通常用T-Score（T值）表示，T值=（测定值-骨峰值）／正常成人骨密度标准差。

表29-1 基于骨密度的诊断标准

诊断	T值
正常	>-1
骨量低下	-1 ~ -2.5
骨质疏松	<-2.5

T值用于绝经后妇女和50岁以上的男性的骨密度水平。对于儿童、绝经前妇女和50岁以下的男性，其骨密度水平建议用Z值表示。

Z值=（测定值-同龄人骨密度均值）／同龄人骨密度标准差

三、测量骨密度的临床指征

1. 符合以下任何一条建议行骨密度测定：

（1）女性65岁以上和男性70岁以上，无论是否有其他骨质疏松危险因素。

（2）女性65岁以下和男性70岁以下，有一个或多个骨质疏松危险因素。

（3）有脆性骨折史或（和）脆性骨折家族史的男、女成年人。

（4）各种原因引起的性激素水平低下的男、女成年人。

（5）X线摄片已有骨质疏松改变者。

（6）接受骨质疏松治疗、进行疗效监测者。

（7）有影响骨代谢疾病或使用影响骨代谢药物史。

（8）IOF一分钟测试题回答结果阳性者。

（9）OSTA结果≤-1。

2. 骨质疏松症的鉴别诊断和实验室检查：

（1）骨质疏松的鉴别诊断：骨质疏松可由多种病因所致。在诊断原发性骨质疏松症之前，一定要重视排除其他影响骨代谢的疾病，以免发生漏诊和误诊。需要鉴别的疾病，如影响骨代谢的内分泌疾病（性腺、肾上腺、甲状旁腺及甲状腺疾病等）、类风湿性关节炎等免疫性疾病、影响钙和维生素D的吸收和调节的肠道和肾脏疾病、多发性骨髓瘤等恶性疾病、长期服用糖皮质激素或其他影响骨代谢的药物,以及各种先天和获得性的骨代谢异常疾病。

(2)基本检查项目:包括骨骼X线片和实验室检查。

实验室检查:血、尿常规;肝、肾功能;钙、磷、碱性磷酸酶、血清蛋白电泳等。原发性的骨质疏松患者通常血钙、磷、碱性磷酸酶值在正常范围,当有骨折时,血碱性磷酸酶值水平有轻度升高。如以上检查发现异常,需要进一步检查或转至相关专科做进一步鉴别诊断。

(3)酌情检查项目:为进一步鉴别诊断的需要,可酌情选择性地进行以下检查,如血沉、性腺激素、25OHD、1,25(OH)$_2$D、甲状旁腺激素、尿钙和磷、甲状腺功能、皮质醇、血气分析、血尿轻链、肿瘤标记物,甚至放射性核素骨扫描、骨髓穿刺或骨活检等检查。

(4)骨转换生化标记物:骨转换生化标记物(biochemical markers of bone-turnover)就是骨组织本身的代谢(分解与合成)产物,简称骨标志物(bonemark-ers)。分为骨形成标志物和骨吸收标志物。前者代表成骨细胞活动和骨形成时的骨代谢产物,后者代表破骨细胞活动和骨吸收时的代谢产物,特别是骨基质降解产物。这些指标的测定有助于判断骨转换的类型、骨丢失速率、骨折风险的评估、了解病情进展、干预措施的选择以及疗效监测等。

预防和治疗

一旦发生骨质疏松性骨折,生活质量下降,出现各种合并症,可致残致死。所以骨质疏松症的预防比治疗更现实和重要。

一、基础措施

基础是重要的、不可缺少的,但基础并不是"全部"和"唯一"。"基础措施"的适用范围包括:骨质疏松症的初级预防和二级预防、骨质疏松症药物治疗和康复治疗。

基础措施的内容包括:

1.调整生活方式:

(1)富含钙、低盐和适量蛋白质的均衡饮食。

(2)适当户外活动和日照,有助于骨健康的体育锻炼和康复治疗。

(3)避免嗜烟、酗酒、慎用影响骨代谢的药物。

(4)采取防止跌倒的各种措施,注意是否有增加跌倒的疾病和药物。

(5)加强自身和环境的保护措施(各种关节保护器)等。

2.骨健康基本补充剂:

(1)钙剂:我国营养协会制定成人每日钙摄入推荐量800mg(元素钙)时获得理想骨峰值维护骨骼健康的适宜剂量,如果饮食中钙供给不足可选用钙剂补充;绝经后妇女和老年人每日钙摄入推荐量为1000mg。目前的膳食营养调查显示我国老年人平均每日从饮食中获得钙400mg,故平均每日应补充钙剂约500～600mg。钙摄入可减缓骨的丢失,改善骨矿化。用于治疗骨质疏松症时,应与其他药物联合应用。目前尚无充分的证据表明单纯补钙可替代其他抗骨质疏松的药物治疗。钙剂选择要考虑其有效性和安全性。

(2)维生素D:促进钙的吸收、对骨骼健康、维持肌力、改善身体稳定性、降低骨折风险有益。维生素D缺乏会引起继发性甲状旁腺功能亢进,增加骨吸收,从而引起和加重骨质疏松。成年人推荐剂量200IU／d;老年人因缺乏日照以及摄入和吸收障碍,故推荐剂量为400～800IU／d。维生素D用于治疗骨质疏松时,剂量应该为800～1200IU／d,还可与其他药物联合使用。建议有条件的医院可检测25OHD血浓度,以了解患者维生素D的营养状态,适当补充维生素D。国际骨质疏松基金会建议老年人血清25OHD水平等于或高于30ng／mL(75nmol／L)以降低跌倒和骨折的风险。

二、药物干预

1.药物干预适应症:具备以下情况之一者,需考虑药物治疗。

(1)确诊骨质疏松者(骨密度:T≤−2.5者),无论是否有过骨折。

(2)骨量低下患者(骨密度:−2.5<T值≤−1.0)并存在一项以上骨质疏松危险因素,无论是否有过骨折。

(3)无骨密度测定条件时,具备以下情况之一者,也需考虑药物治疗:已发生过脆性骨折、OSTA筛查为高风险、FRAX工具计算出髋部骨折概率≥3%,或任何重要的骨质疏松性骨折发生概率≥20%(暂借国外的治疗阈值,目前还没有中国人的治疗阈值)。

2.抗骨质疏松药物:抗骨质疏松的药物有多种,作用机制也有所不同。或以抑制骨吸收为主;或以促进骨形成为主,也有一些多重作用机制的药物。临床上抗骨质疏松药物的疗效判断包括是否能提高骨量和骨质量,最终降低骨折风险。

(1)双膦酸盐类(Bisphonphonates):双膦酸盐是焦膦酸盐的稳定类似物,其与骨骼羟磷灰石有高亲和力的结合,特异性地结合到骨转化活跃的骨细胞表面上抑制破骨细胞的功能,从而抑制骨吸收。不同双膦酸盐抑制骨吸收的效力差别很大,因此临床上不同双膦酸盐药物使用的剂量及用法也有所差异。

(2)降钙素(Calcitonin):降钙素是一种钙调节激素,能抑制破骨细胞的活性并能减少破骨细胞的数量,从而减少骨量丢失并增加骨量。降钙素类药物另一突出的特点是能明显缓解骨痛。对骨质疏松骨折或骨骼变形所致的慢性疼痛及骨肿瘤等疾病引起的骨痛均有效。更适合有骨痛的骨质疏松症患者。

两种制剂:鲑鱼降钙素和鳗鱼降钙素类似物。

用法:鲑鱼降钙素鼻喷剂200IU／日;注射剂50IU／次,皮下或肌肉注射,根据病情每周2~7次。鳗鱼降钙素20IU／周,肌肉注射。

注意事项:少数患者可有面部潮红、恶心等不良反应,偶有过敏现象,可按照药品说明书的要求确定是否要做过敏试验。

(3)雌激素类:雌激素类药物能抑制骨转换,阻止骨丢失。包括雌激素(ET)和雌、孕激素(EPT)补充疗法。能降低骨质疏松性椎体、非椎体骨折风险。防治绝经后骨质疏松的有效手段。

适应症:60岁以前围绝经和绝经后妇女,特别是有绝经症状(如潮热、出汗等)及泌尿生殖道萎缩症状的妇女。

禁忌症:雌激素依赖性肿瘤(乳腺癌、子宫内膜癌)、血栓性疾病、不明原因阴道出血、活动性肝病及结缔组织病为绝对禁忌症。子宫肌瘤、子宫内膜异位症、乳腺癌家族史、胆囊疾病和垂体泌乳素瘤者慎用。

疗效:临床研究证明增加骨质疏松症患者腰椎和髋部的骨密度,降低发生椎体及非椎体骨折风险;明显缓解绝经相关症状。

建议激素补充治疗遵循以下原则:

第一,明确的适应症和禁忌症(保证利大于弊)。

第二,绝经早期(<60岁)开始用,收益更大风险更小。

第三,应用最低有效剂量。

第四,治疗方案个体化。

第五,局部问题局部治疗。

第六,坚持定期随访和安全性监测(尤其是乳腺和子宫)。

第七,是否继续用药应根据每位妇女的特点每年进行利弊评估。

(4)甲状旁腺激素(PTH):PTH是当前促进骨形成药物的代表性药物:小剂量的rhPTH(1–34)有促进骨形成作用。

疗效:临床试验表明rhPTH(1–34)能有效治疗绝经后骨质疏松症提高骨密度,降低椎体和非椎体骨折发生的风险。

用法:注射制剂,一般剂量20μg／d,皮下注射。

注意事项:一定要在专业医生指导下应用,用药期间应监测血钙水平,防止高钙血症的发生。治疗时间不宜超过2年。

(5)选择性雌激素受体调节剂(SERMs):SERMs不是雌激素,其特点是选择性地作用于雌激素靶器官,与不同的雌激素受体结合后,发生不同的生物效应。如已在国内外上市的SERMs雷洛昔芬在骨骼上与雌激素受体结合,表现出类雌激素的活性,抑制骨吸收。而在乳腺和子宫上,则表现为抗雌激素的活性,因而不刺激乳腺和子宫。

　　适应症：国内已被SFDA批准的适应症为治疗绝经后骨质疏松症。

　　疗效：临床试验表明雷洛昔芬（Raloxifene）可降低骨转化至女性绝经前水平，阻止骨丢失，增加骨密度降低发生椎体骨折的风险，降低雌激素受体阳性浸润性乳癌的发生率。

　　用法：每日一片，雷洛昔芬60mg。

　　注意事项：少数患者服药期间会出现潮热和下肢痉挛症状。潮热症状严重的围绝经期的妇女暂不宜用。

　　（6）锶盐：锶的化学结构与钙和镁相似，在正常人体软组织、血液、骨骼和牙齿中存在少量的锶。人工合成的锶盐雷奈酸锶（Strontium Ranelate）是新一代的抗骨质疏松药物。

　　（7）活性维生素D及其类似物：包括1,25双羟维生素D_3（骨化三醇）和1α羟基维生素D_3（α-骨化醇）。前者因不再需要肝脏肾脏羟化酶羟化就有活性效应，故得名为活性维生素D。而1α羟基维生素D_3则需要经25羟化酶羟化为1,25双羟维生素D_3才具活性效应。所以活性维生素D及其类似物更适合老年人、肾功能不全、1α羟化酶缺乏的患者。

　　值得强调的是骨质疏松性骨折是可防、可治的。尽早预防可避免骨质疏松及其骨折。即使发生过骨折，只要采用适当合理的治疗仍可有效降低再次骨折的风险。因此，普及骨质疏松知识，做到早期诊断、及时预测骨折风险并采取规范的防治措施是十分重要的。